からだのキセキ・
のびのび探究
シリーズ

悩み・育つ
運動器
骨&筋肉

監修　今井一博
東京大学大学院総合文化研究科
生命環境科学系准教授

編著　WILL こども知育研究所

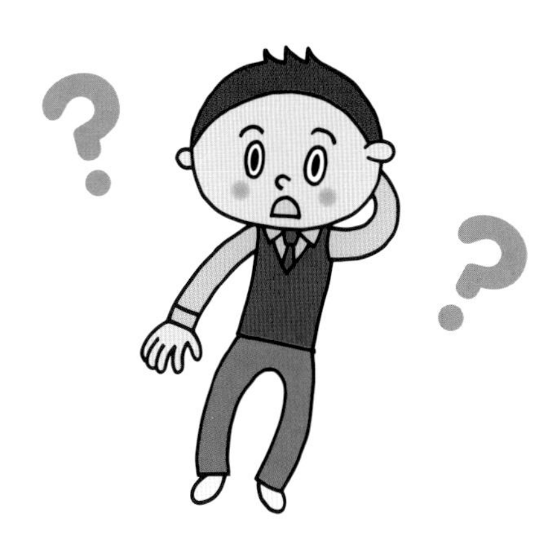

保育社
HOIKUSHA

はじめに

キミは、自分の体のことをどのくらい知っているだろうか。
健康診断で測る身長や体重、スポーツテストの結果、
血液型、エックス線写真で見る骨や肺の形、
毎日のびる髪の毛やつめ、うんちやおしっこ、
おでこのニキビ、転んですりむいた傷、むし歯や歯並び……。
自分のことなのに、簡単に見る・知ることができる部分は、
じつはそれほど多くない。

身近なようで、意外に知られていない体のしくみ。
生きていくなかで、ふとした瞬間に、
「なぜ？」「どうして？」と疑問に思うことも、きっと少なくないはずだ。
大人の体へと大きく変化している思春期であればなおさらだろう。
この本では、そんな体に関する素朴な疑問を
「運動器（骨や筋肉など）」を切り口に、医学の視点から解説していく。

楽しくて不思議な、人間の"からだのキセキ"を探究してみよう！

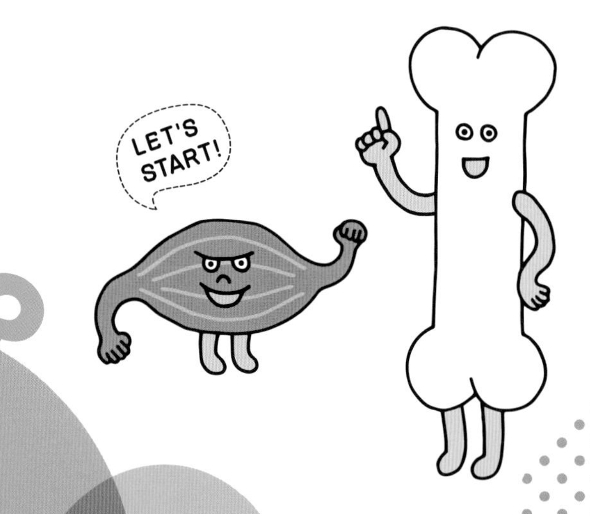

目次 contents

キャラクター紹介

この本で、"からだのキセキ"を探究する中学生の仲間たちと、案内役のキャラクターを紹介するよ。

ダイキ
たくましい筋肉にあこがれる中学2年生男子。運動部には入っていないが、毎日ひそかに筋トレにはげんでいる。
アオイ
筋肉にもスポーツにも興味がない中学2年生の女子。勉強はそこそこできるけど、運動は苦手。アイドル大好き。
リク
部活に燃える野球部男子。スポーツが得意で、のんびりした性格。ダイキ、アオイと同じ中学2年生。
運動器の案内役
マッスルくん
ボーンさん

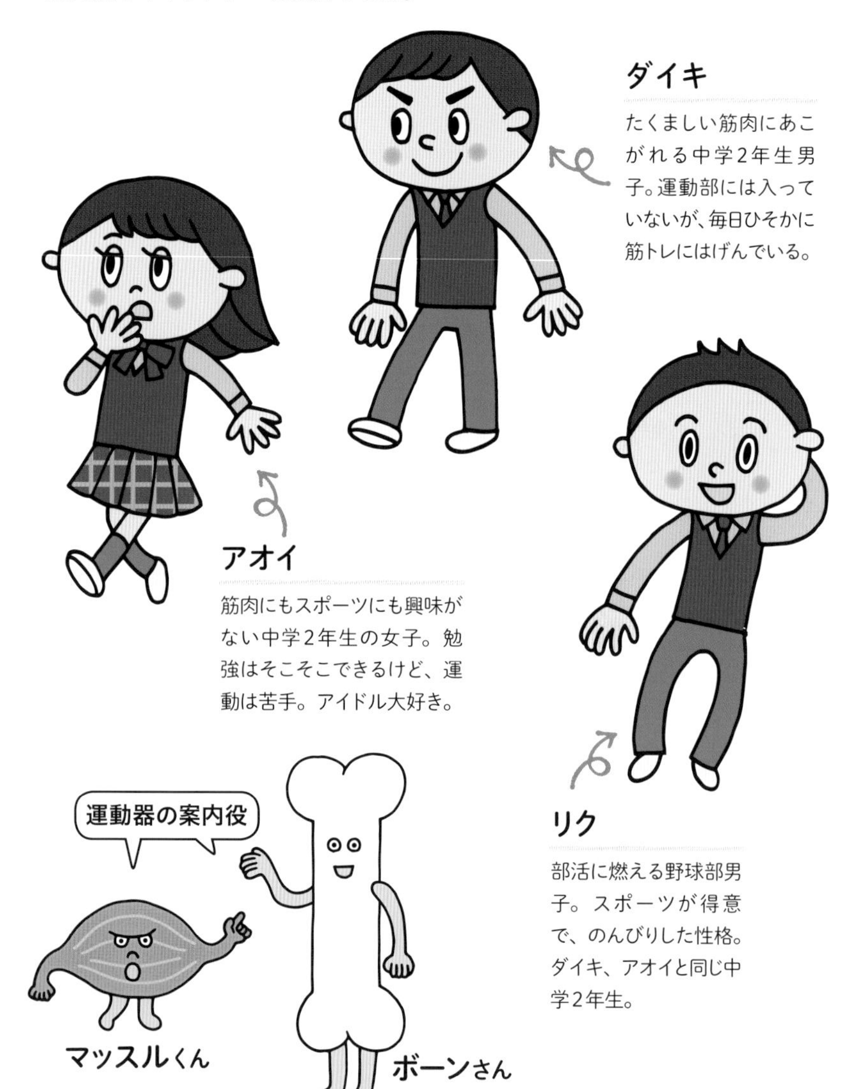

PART 1

運動器のしくみとはたらき

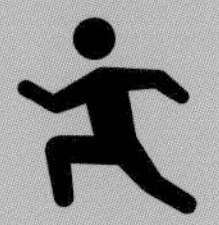

体の形を保てるのも、体を自由に動かせるのも、

骨や筋肉といった運動器のおかげ。

どんなしくみになっているのか見ていこう。

PART 1 運動器のしくみとはたらき

みんなガイコツでできている

理科室って
好きじゃないんだよねー。
うわっ
どーん!
こんなのが
皮膚(ひふ)の下にあるなんて
考えたくない!
なんでだよ?
あるから
カッコイイんじゃん。
筋肉サイコー!!

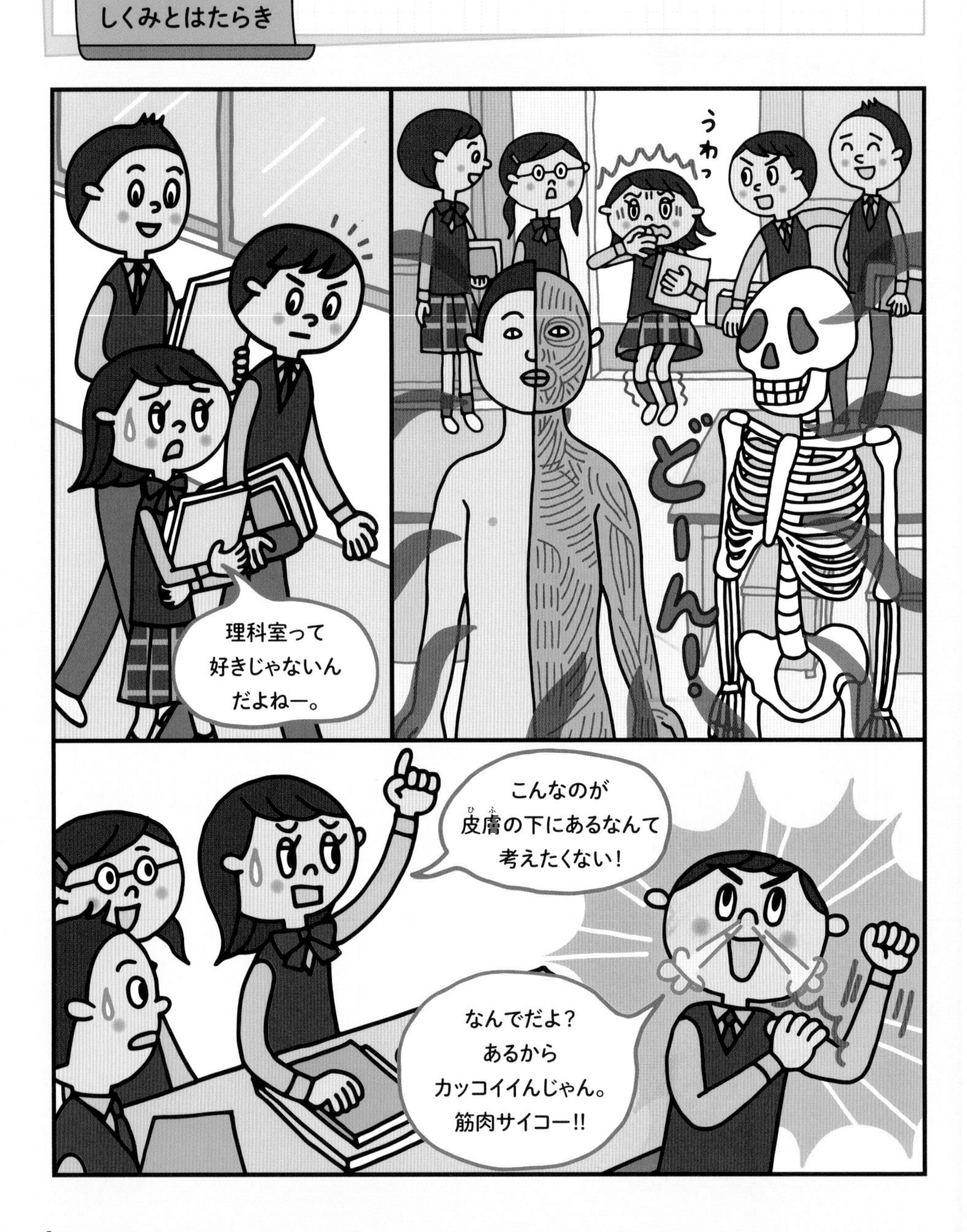

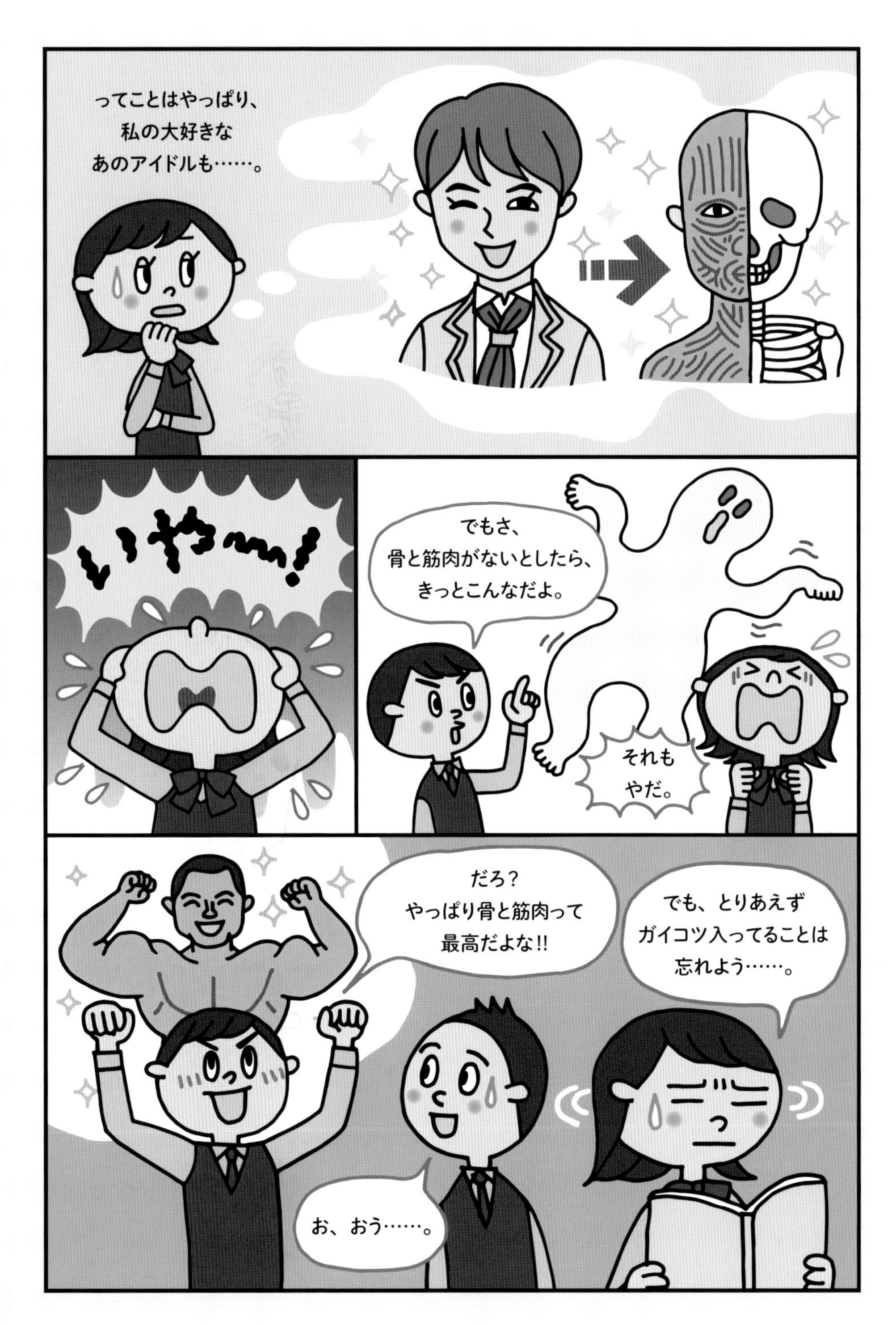
ってことはやっぱり、
私の大好きな
あのアイドルも……。
いやーっ!
でもさ、
骨と筋肉がないとしたら、
きっとこんなだよ。
それも
やだ。
だろ?
やっぱり骨と筋肉って
最高だよな!!
でも、とりあえず
ガイコツ入ってることは
忘れよう……。
お、おう……。

体を自由に動かせるのはなぜ？どういうしくみで動いているの？

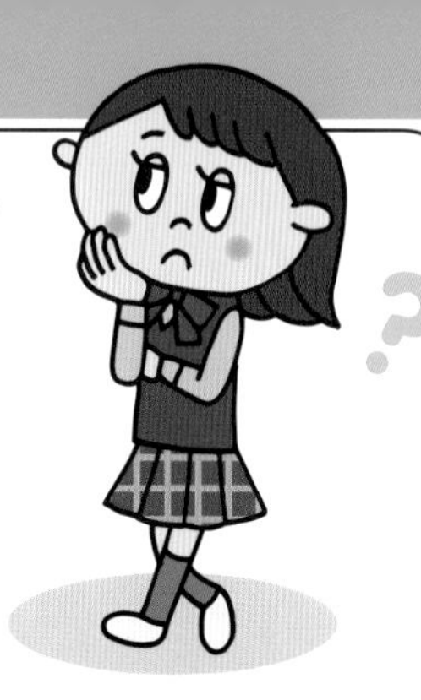

Ⓐ筋肉、骨など多くの運動器が連携

運動器は、**筋肉**、**腱**、**靭帯**、**骨**、**関節**など、体の運動にかかわるさまざまな組織や器官の総称だ。

私たちが頭で考えたことは、神経を通じて筋肉に伝えられ、筋肉の動きが腱を通じて骨に伝わる。骨が動くと関節が曲がる。そのとき関節がぐらつかないよう、支えているのは靭帯だ。

これらの運動器が連携して機能することで、人間は体を動かすことができる。

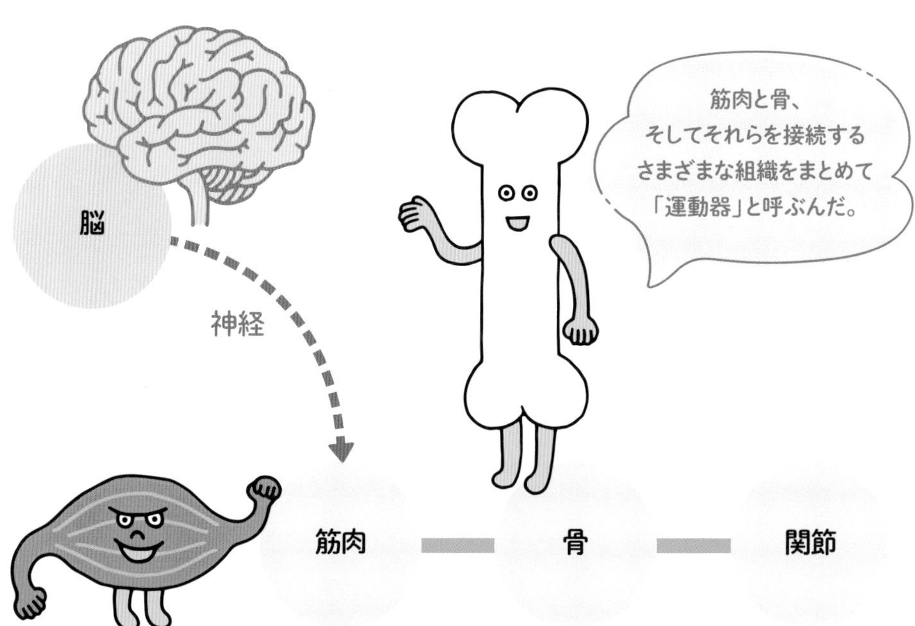

骨格を形成する骨を筋肉が動かす

私たちの骨格を形成しているのは、大小さまざまな形をした骨である。そして、それらの接続部分である**関節**によって、骨はいろいろな角度に動くことが可能になる。

骨を動かす原動力となるのは、骨についている**筋肉**だ。筋肉は縮んだりのびたりすることで骨を引っ張り、必要な方向へ、必要なだけ、体を動かしてくれるのだ。

筋肉は骨と直接結びつく場合と、その両端にある**腱**によって、骨と連結している場合がある。

■筋肉と骨の結合

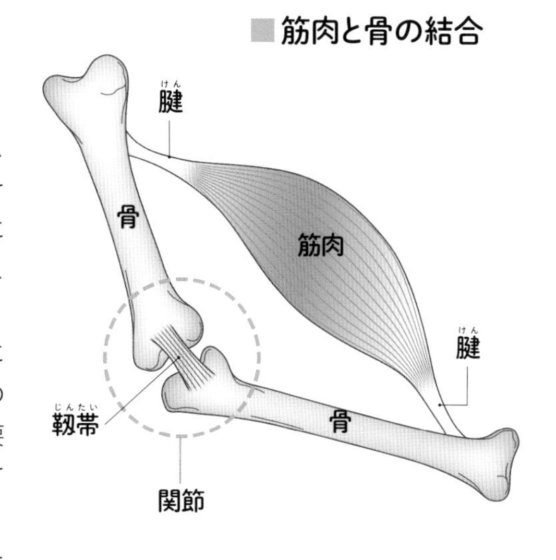

くっつけるよ！

腱
筋肉の端についていて、骨と筋肉をつなぐ運動器。

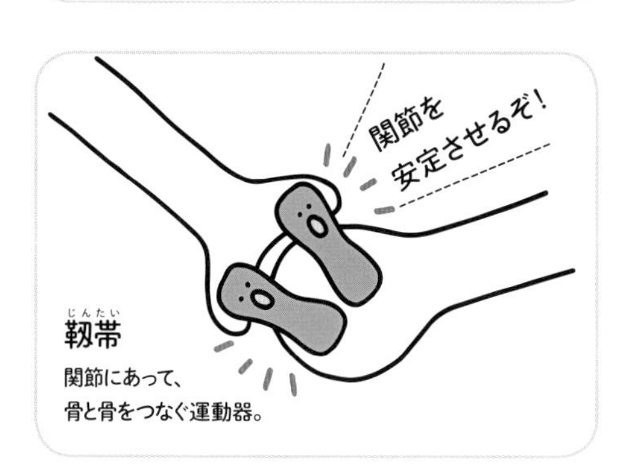

靭帯
関節にあって、骨と骨をつなぐ運動器。

筋肉と骨をつなぐ腱、骨と骨をつなぐ靭帯

腱はじょうぶなひものような組織。多くの筋肉は腱によって骨にくっつけられている。よく知られているのは、ふくらはぎの筋肉とかかとの骨をつなぐ**アキレス腱**だ。

靭帯の組織は腱によく似ているが、靭帯は**骨と骨をつなぐひも**だ。関節の周りにはいくつもの靭帯があり、骨と骨をしっかりと結びつけている。

関節には**軟骨**という組織も多く見られる。関節をなめらかに動かしたり、衝撃をやわらげたりするはたらきをもつ運動器だ。

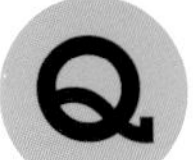

人間の体の中にある骨の数は、全部でどのくらい？

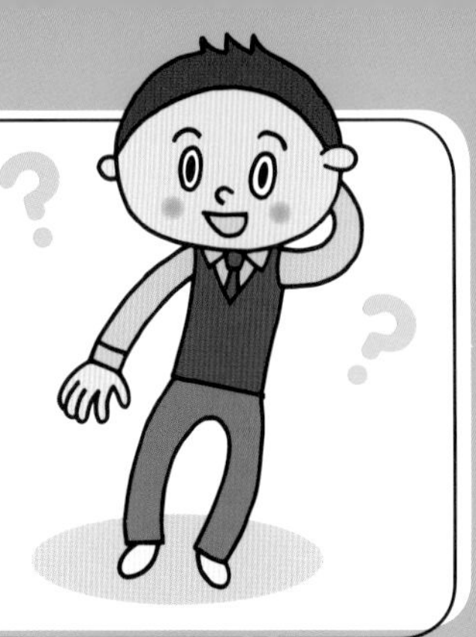

Ⓐ 人間の体は約200個の骨からなる

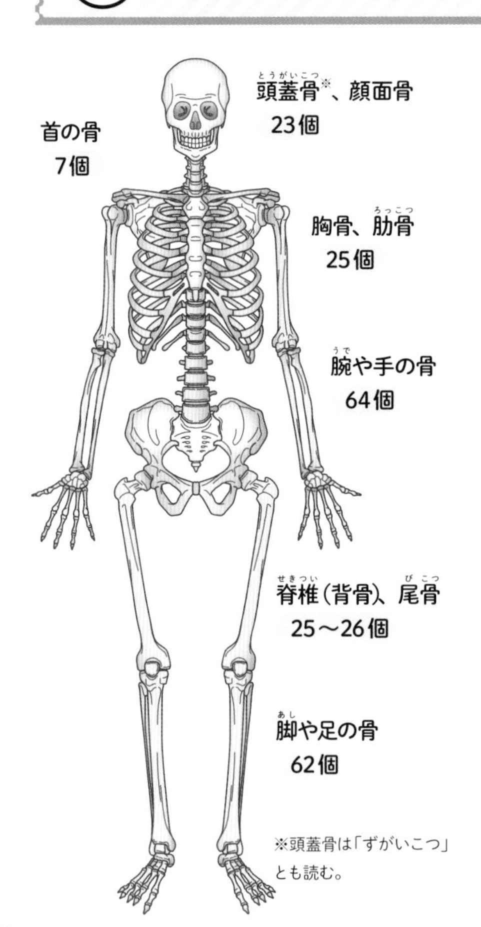

※頭蓋骨は「ずがいこつ」とも読む。

生まれたばかりの赤ちゃんの骨は約300個。成長にしたがってくっつく骨もあり、20歳ごろには約200個になる。

骨は人間を形づくり、その体を支え、動かすとともに、だいじな脳や内臓を守っている。さらには、カルシウムを貯蔵し、一部の骨の内部では、血液もつくられている。また、記憶物質や若返り物質などを放出し、臓器にもさまざまな影響を与えていることもわかってきた。

骨のプロフィール

全身の骨の数	約200個
いちばん長い骨	大腿骨
いちばん小さい骨	あぶみ骨
重さ	体重の約20%

【特徴】 日光と重力が好き。常に古い骨から新しい骨へと少しずつ生まれかわっており、約5年ですべて入れかわる。

骨は生きている

骨は「カルシウムでできたかたい棒」というイメージがあるかもしれないが、それは少しちがう。骨にも血管が通っていて、細胞が活動しているのだ。

骨の表面をおおう**骨膜**のすぐ下は、**緻密質(皮質骨)**と呼ばれるかたい部分。そのさらに内側には、スポンジのように穴のあいた**海綿質(海綿骨)**がある。

緻密質には円柱状の管が並んでいて、その中心には骨の細胞に酸素や栄養を運ぶ血管が通っている。

腕や足の長い骨の中は**髄腔**と呼ばれる空洞になっていて、ゼリー状の**骨髄**によって満たされている。骨髄は、血液をつくる細胞で、海綿質のすき間にも存在している。

■骨の構造

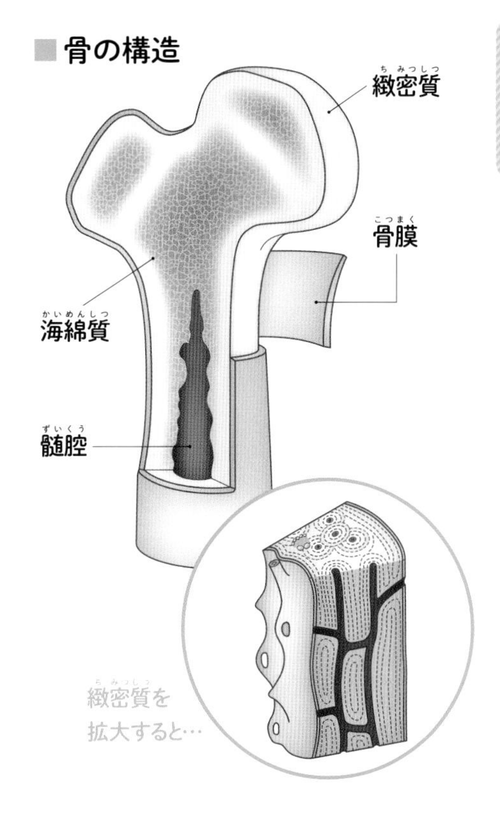

かたい緻密質が外側をおおい、すき間の多い海綿質が内側をうめる構造によって、骨は軽さとじょうぶさをかね備えているんだ!

骨の重さは体重の20%くらい

骨の太さはもちろん、長さや骨密度も、もちろん体重に影響する。体のすべての骨を合わせた重さは、体重の20%くらい。体重が50kgなら、約10kg分が骨の重さということになる。

骨をつくっているのは、骨膜の下で働く骨芽細胞だが、大人になってしまうと骨はもう成長しない。だから、子どものうちに、太くてじょうぶな骨をつくっておくことがとても大切だ。

Q

身長がのびるのは どういうしくみ? いつの間にのびている?

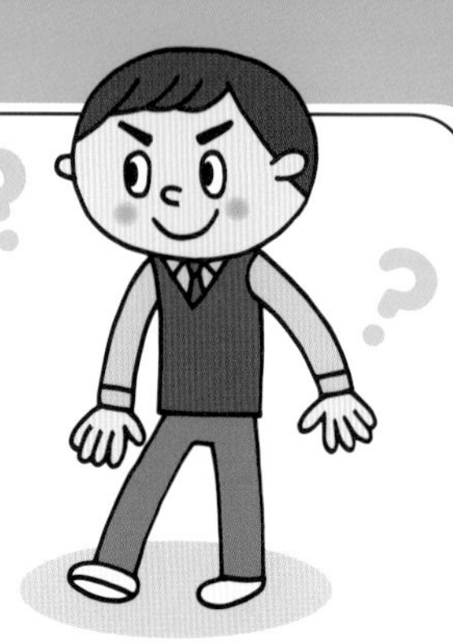

Ⓐ骨がじわじわとのびて、背がのびる

身長は、おもに背骨(脊柱)と脚の骨が長くなるにつれてのびていく。成長期の骨には、**骨端線**といううすい軟骨の層があり、成長ホルモンがこの部分の細胞を増やすことで、じわじわと骨がのびていく。

しかし、思春期を過ぎるころまでに、骨端線はなくなり、レントゲン写真にも写らなくなる。骨が成長を終え、大人の骨へと成熟した証拠だ。その時期には個人差があるが、骨の成長が終わると同時に、身長ものびなくなる。

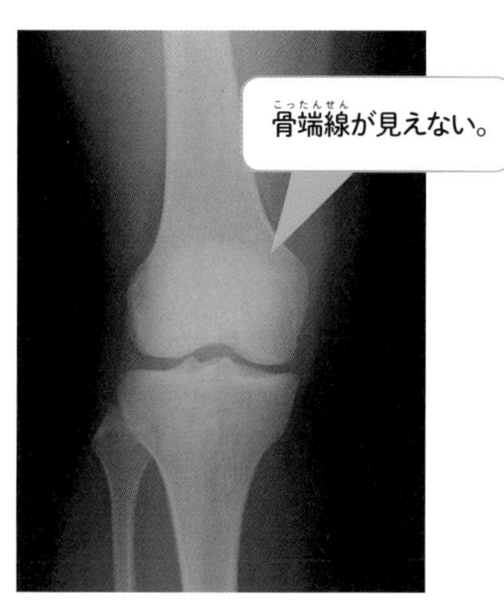

大人の膝関節

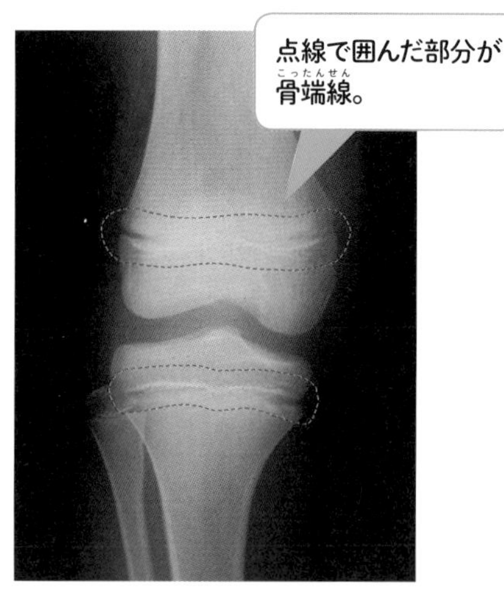

6歳の子どもの膝関節

身長がいちばんのびる時期はいつ？

身長がぐんぐんのびるのは、思春期だと思われがちだが、身長がいちばん大きくのびるのは、じつは赤ちゃんのときだ。

身長約50cmで生まれた赤ちゃんは、1歳(さい)で75cmになり、3歳(さい)までには生まれたときの2倍、約100cmになる。

次に大きくのびるのが、思春期だ。女子は10～13歳(さい)、男子は12～14歳(さい)くらいの間に、1年で身長が約6～10cmのびる時期が来る。

■男女の身長の成長を表すグラフ

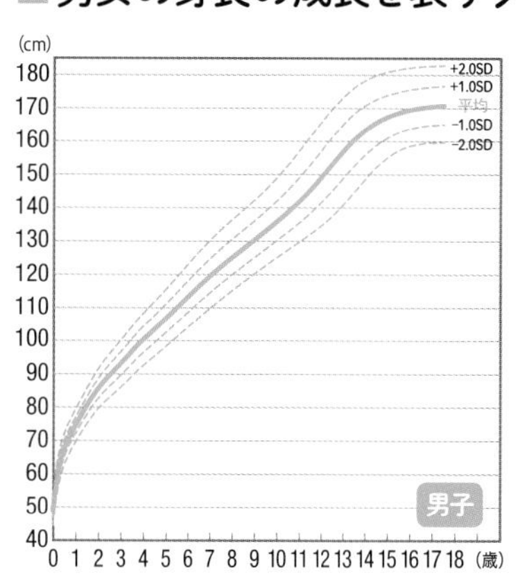

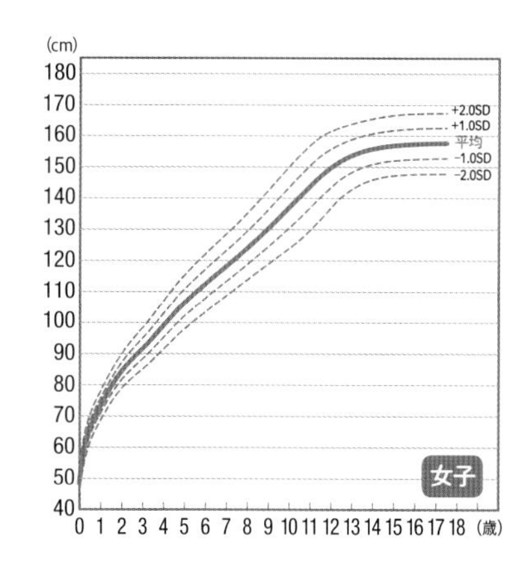

（日本小児内分泌学会「横断的標準身長・体重曲線（0-18歳） 男子（SD表示）」「同 女子（SD表示）」より引用・改変）

身長は睡眠中(すいみんちゅう)にのびている

「寝(ね)る子は育つ」ということわざがあるが、実際に身長は夜の間にのびている。骨を成長させるのは**成長ホルモン**で、成長ホルモンがたくさん分泌(ぶんぴつ)されるのは、おもに夜だからだ。

成長ホルモンをたっぷり分泌(ぶんぴつ)させるためには、毎日深くぐっすりと、質のよい睡眠(すいみん)をとることがだいじだ。身長をのばしたいなら、夜ふかしはやめたほうがよいだろう。

女子は月経が始まると
身長がのびなくなると
いうけど、
急激にはのびないだけで、
1～2cmくらいずつは
のびるよ。

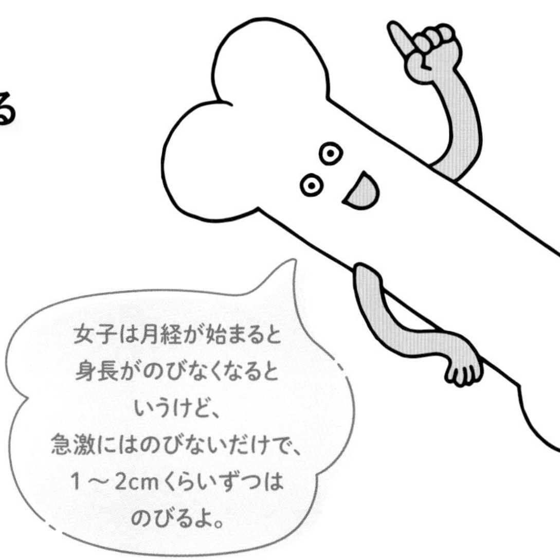

かたくて じょうぶそうな骨が、毎日体の中で こわされているって本当？

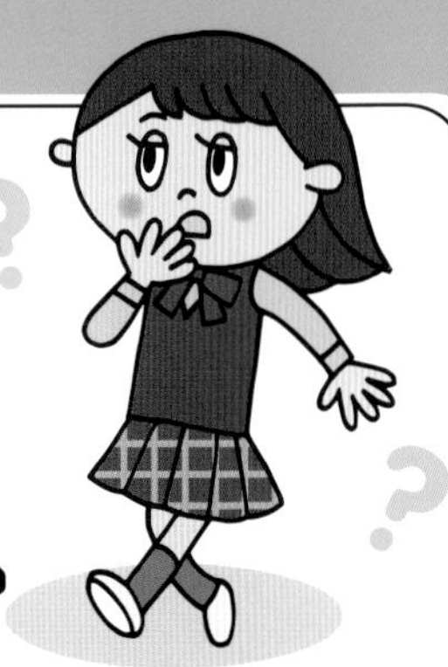

A 骨は、日々生まれかわっている！

骨は**骨細胞**という小さな細胞の周りにたくわえられた、**コラーゲン**や**アパタイト**という物質でできている。コラーゲンは、骨に弾力を与えて折れにくくする物質。アパタイトは、かたい組織の原料になる**カルシウム**をふくんだ物質だ。

骨芽細胞は常にこれらをためこみ、新しい骨をつくっている。一方、**破骨細胞**はたえず古い骨をとかし続けている。そのバランスがつり合っていると、骨は適度に新しく生まれかわることができ、若く強く保たれるのだ。

破骨細胞が古い骨をとかしてこわす。＝骨吸収
骨芽細胞が新しい骨をつくる。＝骨形成
バランスよくはたらくことで、強い骨が保たれる！

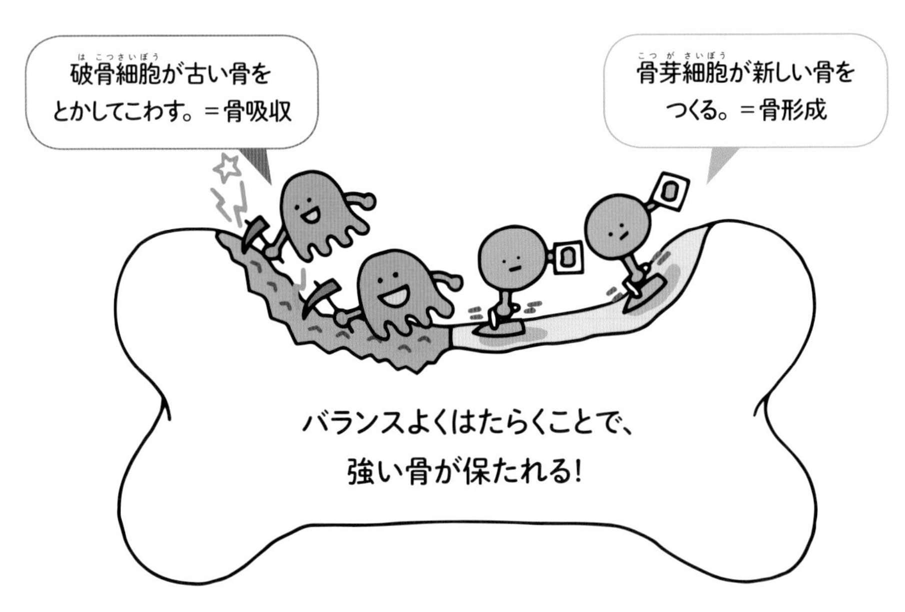

骨をこわすことで、必要なカルシウムを供給

破骨細胞(はこつさいぼう)が骨をこわす理由は、もう一つある。骨をこわすことによって、骨という貯蔵庫から必要な量のカルシウムを血液の中にとかし出し、**血液中のカルシウム濃度(のうど)を常に一定に保っている**のだ。

カルシウムは、骨の修復や成長、強化のための材料になるほか、神経の興奮、筋肉の収縮、ホルモンの分泌(ぶんぴつ)などにもかかわる、体にとってなくてはならない物質だ。破骨細胞(はこつさいぼう)が骨をこわすことによって、必要なカルシウムを体内に供給できるというわけだ。

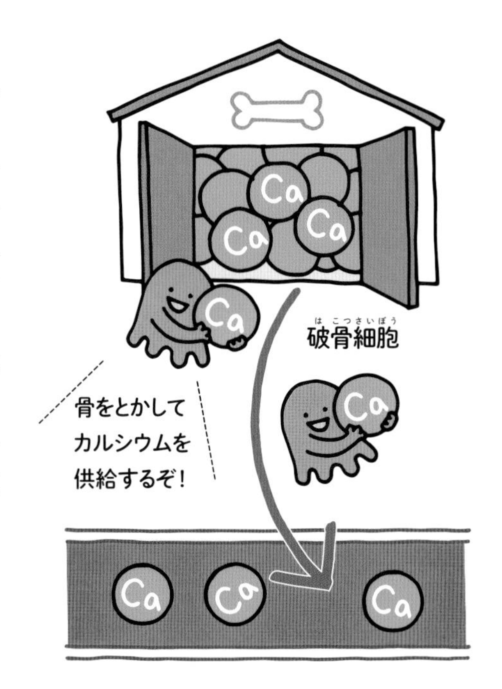

■カルシウムが豊富な食品

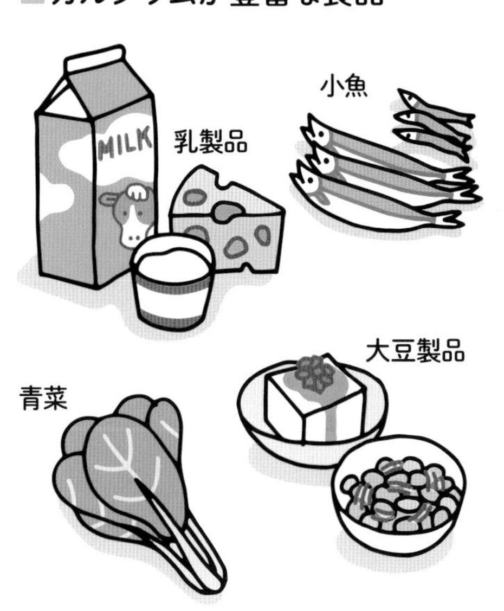

思春期は新しい骨がさかんにつくられる時期

骨を大きく成長させ、大人の体をつくっていく思春期は、骨がどんどん新たにつくられていく時期。**破骨細胞(はこつさいぼう)よりも骨芽細胞(こつがさいぼう)のはたらきが活発**なため、身長もぐんぐんのびていく。

だからこの時期、体は特にカルシウムをたくさん必要とする。カルシウムが豊富な食品を積極的に食べよう。じょうぶな骨をつくるには、カルシウムに加えて、**ビタミンD**や**たんぱく質**、**マグネシウム**、**リン**などの栄養素も大切だ。

Q 骨を強くするには、だいじにいたわるかたくさん刺激を与えるか、どっちがいい？

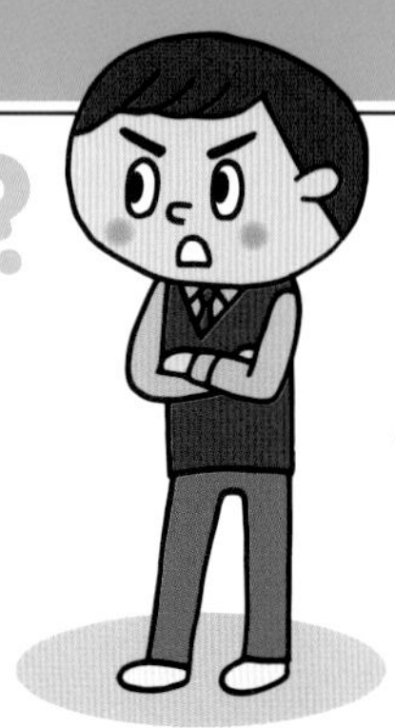

A 刺激に応じて新しい骨がつくられる

骨芽細胞と**破骨細胞**の仕事のバランスは、**骨細胞**が出すメッセージ物質によって決められる。骨細胞は、骨への刺激があるかないかを感知して、新しい骨をつくるペースを決めているのだ。

つまり、あまり運動をせず、骨に刺激を与えない生活をしていると、骨細胞は「それほど強い骨をつくる必要はない」と判断して骨芽細胞を減らし、新しい骨をつくることをストップさせてしまうのだ。

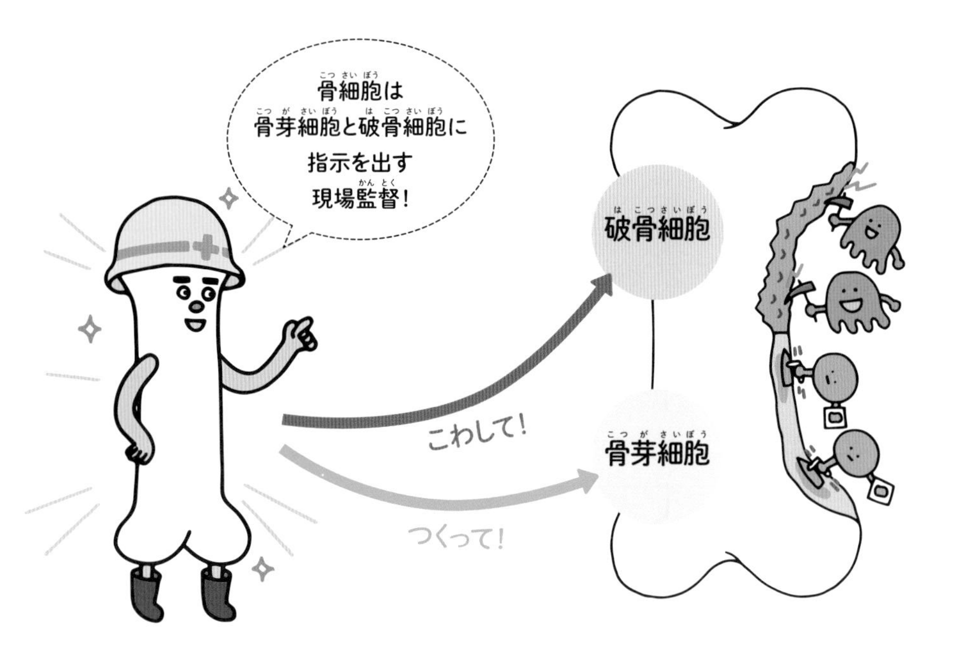

宇宙で暮らすと、骨密度が低くなる

宇宙空間から地球にもどってきた宇宙飛行士の骨は、細くなり、骨密度も低くなっている。宇宙空間には重力がないため、体を支える必要がなく、骨に負荷がかからない状態が続いて、骨芽細胞のはたらきが悪くなってしまうからだ。宇宙飛行士は、骨に負荷のかかかるトレーニングを宇宙で毎日続けているが、それでも骨密度の低下はさけられない。

地球には重力があるため、骨には常にある程度の負荷がかかっているが、強い骨をつくるには、それだけでは不十分だ。

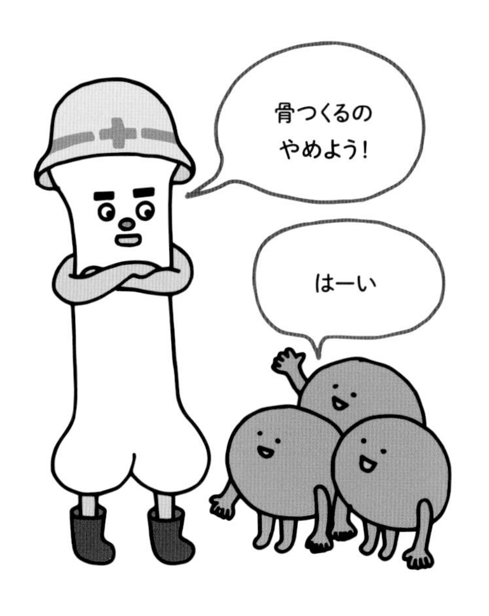

運動しないで
ごろごろしていると、
骨は弱くなるよ。
積極的に体を動かして
骨に刺激を与えよう！

効果的に骨を強くする運動は、ジャンプ

骨を強くするために、最も手軽で効果的な運動が、ジャンプ。毎日、ラジオ体操に加えて30～40㎝の高さのジャンプを5回くらい行う、なわとびをするなどがおすすめだ。ただし、やりすぎると関節に負担がかかるので、長時間はやめよう。

また、歩いたり走ったりすることも、骨に刺激を与えるよい運動だ。一方、自転車や水泳などは、筋肉をきたえることにはなるが、骨への刺激はそれほど多くない。骨を成長、充実させるためのトレーニングとして、ジャンプやランニングを加えるとよいだろう。

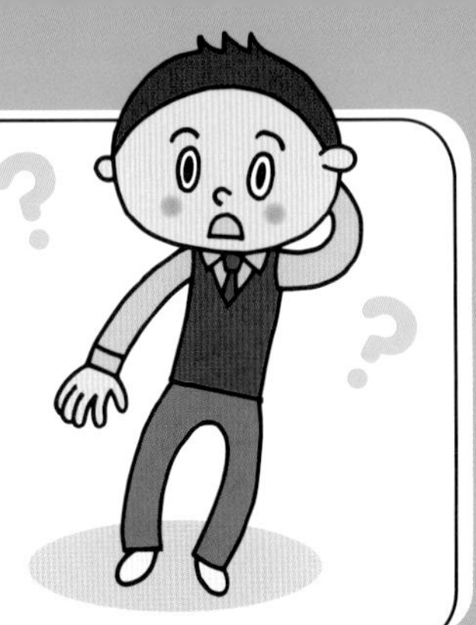

Q ひざは自由に
曲げのばしできるけど、
なぜ逆向きには
曲がらないの？

Ⓐ関節が動く範囲を靱帯が決めている

ひざの関節は**膝関節**という。膝関節は、**大腿骨**（太ももの骨）、**脛骨**（すねの骨）、**膝蓋骨**（ひざのお皿）の3つの骨からなる関節だ。

膝関節は、全身の体重がかかる部位であるため、**前十字靭帯**、**後十字靭帯**、**内側側副靭帯**、**外側側副靭帯**という4本のじょうぶな靭帯でがっちり補強されている。体重を支えるために、関節の内部にも靭帯がついているのだ。

これらの強い靭帯によって、骨がぐらつかないばかりでなく、動ける範囲が適度に制限され、逆方向に曲がらないようになっている。

■膝関節の構造
（右ひざを正面から見たところ）

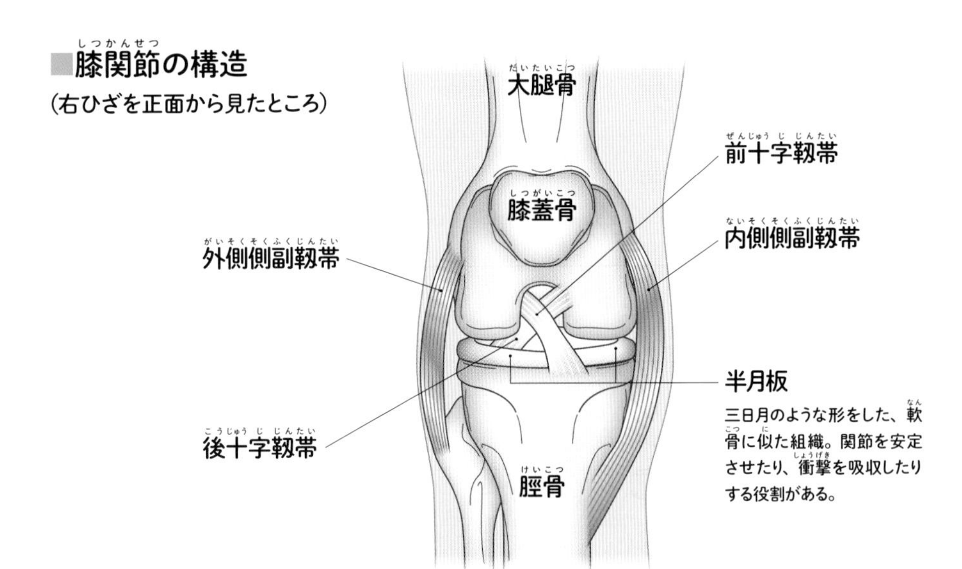

関節がスムーズに動くしくみ

関節を構成する骨同士は、靭帯でしっかりとつなぎ合わされている。そして、かたい骨同士が直接こすれ合わないよう、骨の表面はクッションの役目をもつなめらかな**関節軟骨**におおわれている。

関節は、**関節包**と**滑膜**という袋のような組織に包まれ、その中は滑膜が分泌する**関節液**で満たされている。潤滑油である関節液となめらかな軟骨のおかげで、関節はスムーズに動くことができるのだ。

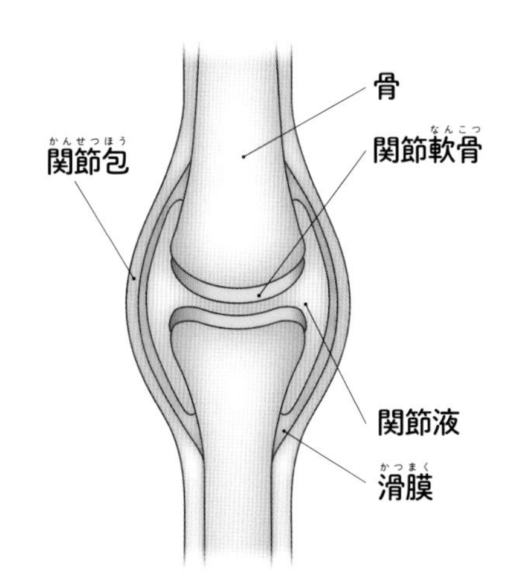

関節のさまざまな種類

ひざを曲げたり、腕を回したり、体をねじったりすることができるのは、関節のおかげだ。関節は、2つ以上の骨で構成され、部位によってさまざまな形と呼び名がある。

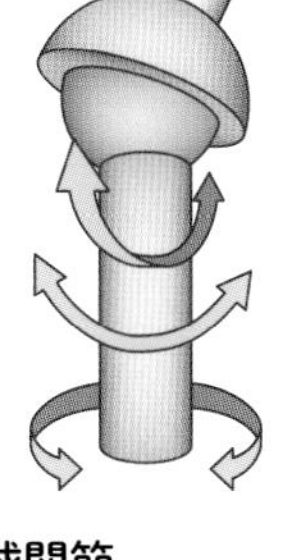

球関節

球とそれを受ける形にへこんだ骨からなり、全方向に回転させることができる。肩の関節や股関節など。

車軸関節

軸となる骨をもう一方の骨に差しこんだような形の関節で、一定の角度までねじることができる。首と頭をつなぐ関節など。

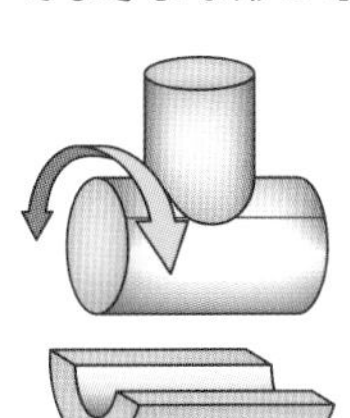

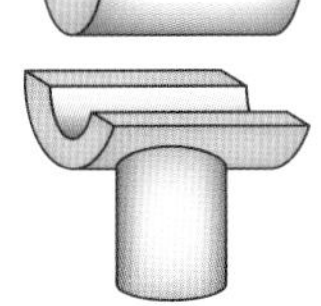

蝶番関節

ドアのちょうつがいのように、一方向にだけ動く。指の関節など。

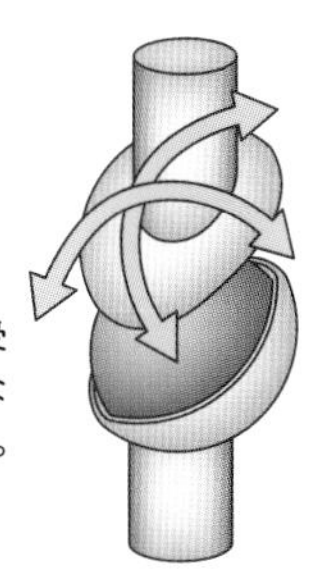

顆状関節

ふくらんだ楕円形とそれを受ける形にへこんだ骨からなる関節で、前後左右に動く。手のつけ根の関節など。

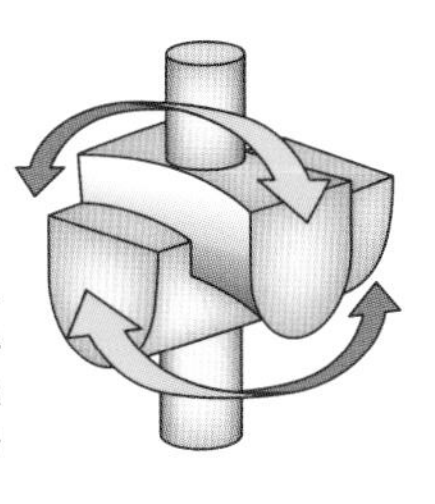

鞍関節

馬のくらのような形の骨と、それにまたがるように組み合わさった骨からなり、2方向に動く。親指のつけ根など。

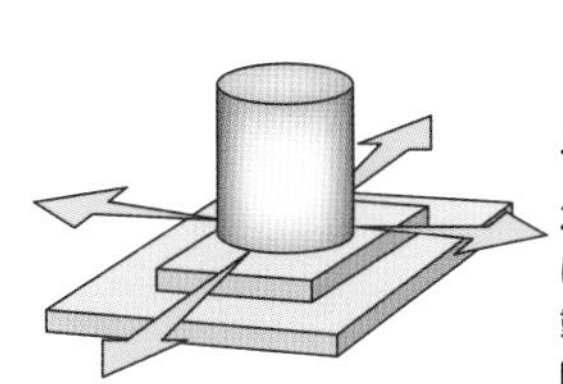

平面関節

2つの骨が接する面が平らに近く、すべるようにずれて動く。背骨の骨と骨の間の関節など。

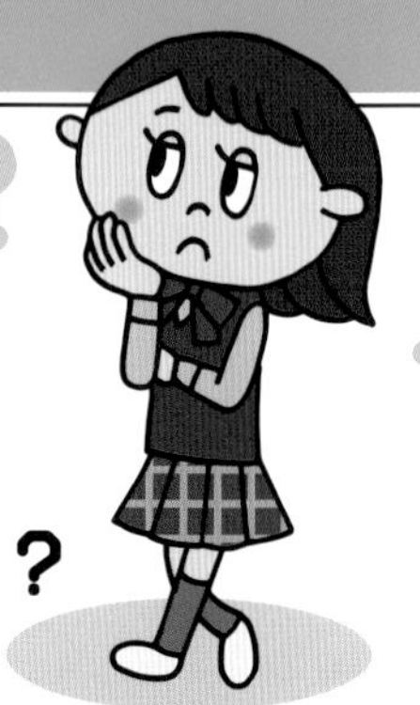

Q 筋肉は脂肪より重いの？ ダイエットするなら筋肉をつけないほうがいい？

A 筋肉は重いが、ダイエット効果あり！

たしかに、**筋肉の重さは脂肪の約1.2倍**ある。しかし、逆にいうと、同じ重さで比べた場合、**脂肪の体積は筋肉の1.2倍**あるということ。同じ身長で同じ体重なら、脂肪が多い人よりも筋肉が多い人のほうが、体積は少ない。つまり、しまって見えるということだ。

しかも、筋肉が多いほうが、**基礎代謝量**（安静時に消費するエネルギー量）が多くなるため、やせやすくなる。

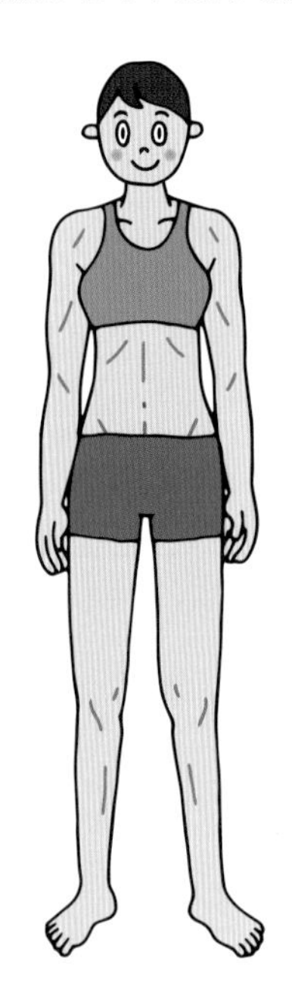

筋肉が多い人
ボディラインにメリハリがあり、しまって見える。

同じ60kgでも
見た目が
こんなにちがう!

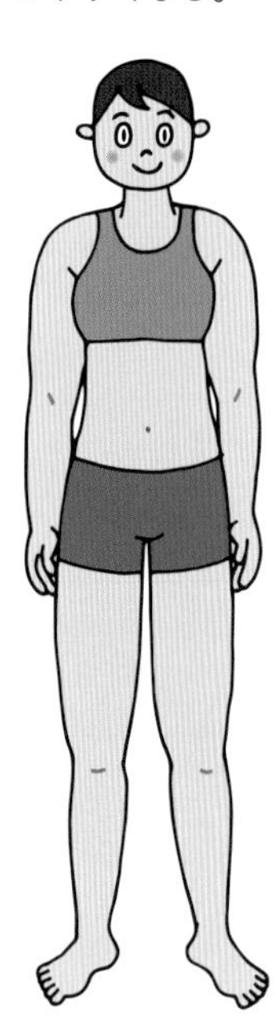

脂肪が多い人
ボディラインがゆるんでいて、ぽっちゃりした印象。

筋肉には３つの種類がある

筋肉には、骨格を保ち体を動かす**骨格筋**、内臓や血管の働きを維持している**平滑筋**、心臓を動かしている**心筋**の３つの種類がある。このうち自分の意思で自由に動かせるのは、骨格筋だけ。私たちがふだん「筋肉」と呼んでいるのは、この骨格筋だ。

腕や脚はもちろん、指、顔、おなか、背中、おしりまで、私たちの体は全体が筋肉におおわれている。筋肉の多くは２つの骨にまたがってくっついていて、ひじやひざといった関節を動かすための原動力になっているのだ。

体重にしめる筋肉の割合は、
男性で30～40％、
女性で25～35％くらい。
個人差はあるが、
脂肪より多いぞ。

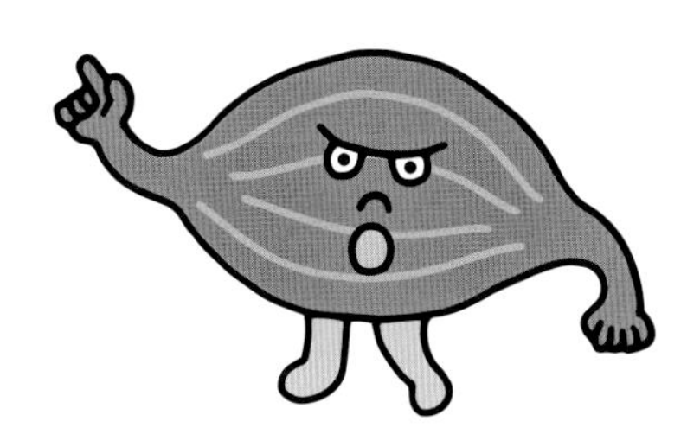

■筋肉の種類

随意筋
自分の意思で動かせる筋肉

骨格筋
腕や脚など、体のあらゆる部分についている筋肉。激しい運動もできるが、つかれやすい。

不随意筋
自分の意思で動かせない筋肉

心筋
心臓だけにある筋肉。全身に血液を送るために、力強く収縮する。いくら動いてもつかれることがなく、一生の間、規則正しく動き続ける。

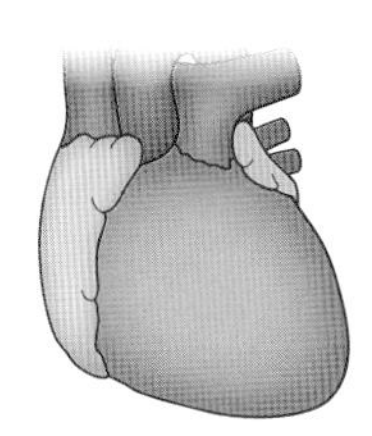

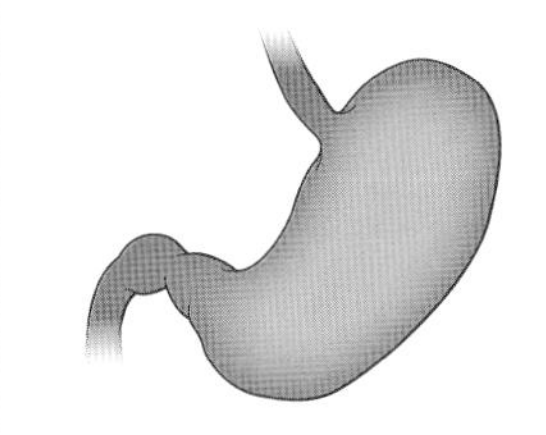

平滑筋
胃や腸、血管などの壁を構成する筋肉。収縮力は弱いが、つかれることがなく、ゆっくりと長時間の運動ができる。

Q ボディビルダーは全身の筋肉をきたえているから、スポーツ万能？

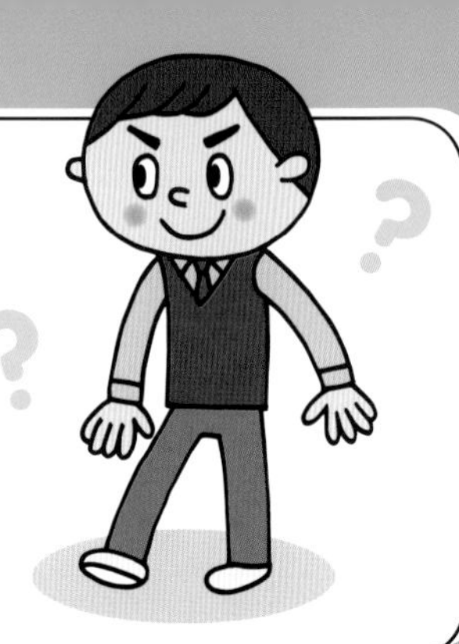

Ⓐ 重い筋肉が運動のじゃまになることも

どんな動きをするかによって、使う筋肉は異なる。そのため、筋肉は体のそれぞれの場所で、目的に応じてきたえられ、発達していく。音楽家は演奏に必要な、運動選手はそれぞれの競技に必要な筋肉が発達していくのだ。

一方、ボディビルは、トレーニングによって全身すべての筋肉をたくましくきたえ上げ、その造形を競う競技。太くて重い筋肉は、重いものをもち上げるなどの動作には役立つが、スポーツの種類によっては、その重さがかえってじゃまになる場合もある。

骨格筋のプロフィール

筋肉の数	約400個
重さ	体重の30～40%
特技	縮むこと
仲間	平滑筋、心筋

【特徴】 まばたきのような小さな動きからスポーツまで、体を動かす仕事はすべて担当。機敏によくはたらくが、つかれやすい。

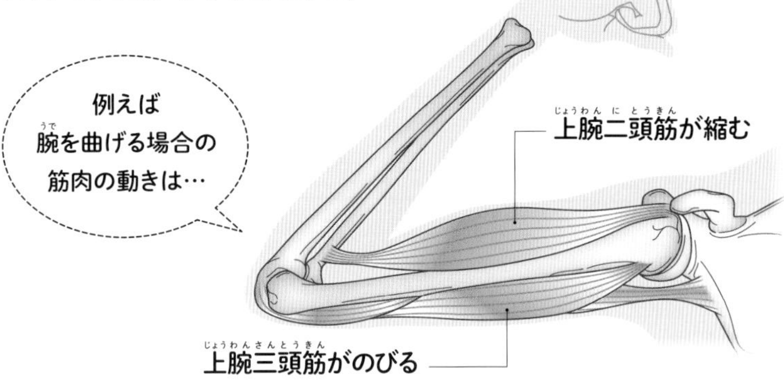

全身筋肉マップ

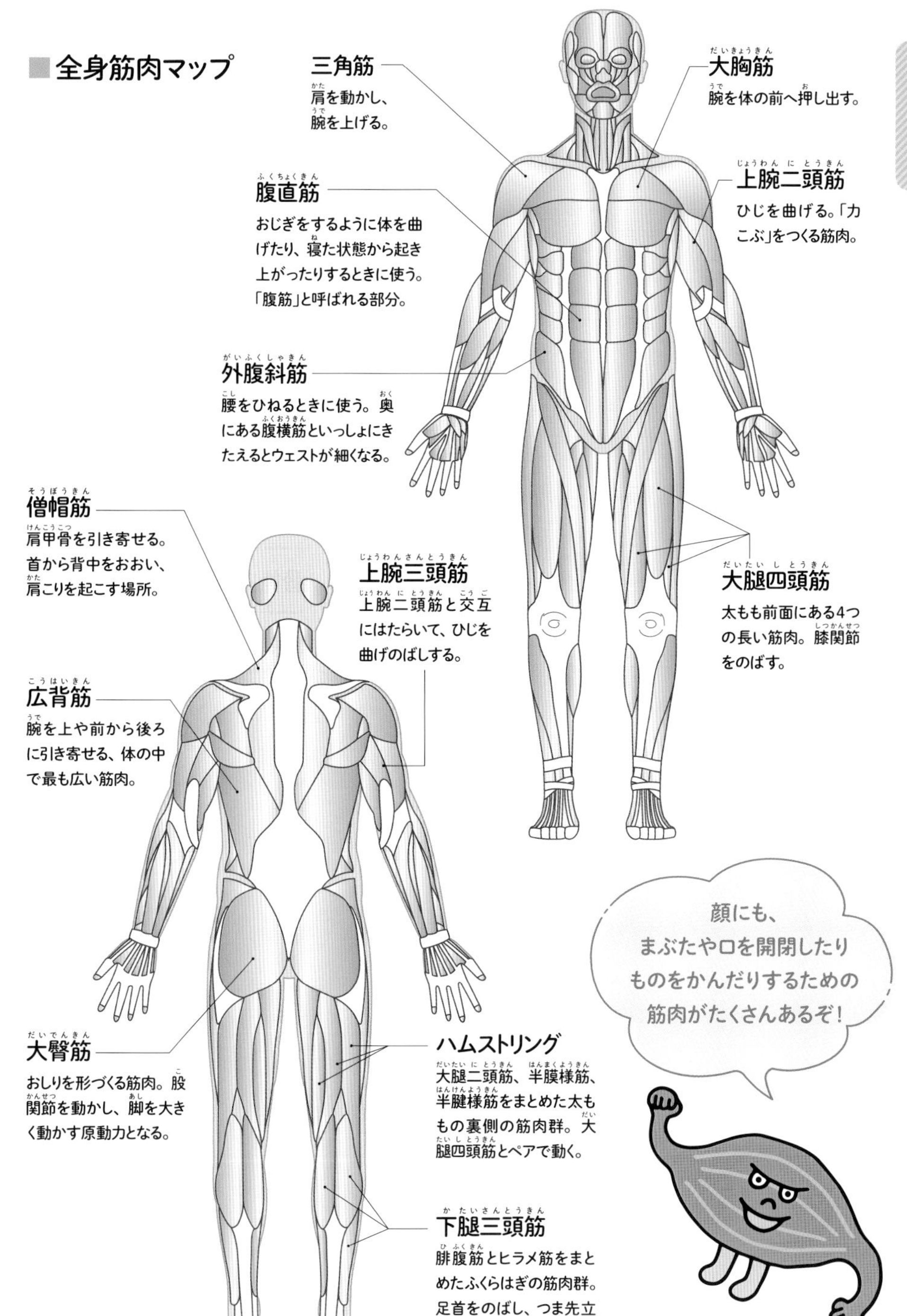
三角筋
肩を動かし、腕を上げる。
大胸筋
腕を体の前へ押し出す。
腹直筋
おじぎをするように体を曲げたり、寝た状態から起き上がったりするときに使う。「腹筋」と呼ばれる部分。
上腕二頭筋
ひじを曲げる。「力こぶ」をつくる筋肉。
外腹斜筋
腰をひねるときに使う。奥にある腹横筋といっしょにきたえるとウェストが細くなる。
僧帽筋
肩甲骨を引き寄せる。首から背中をおおい、肩こりを起こす場所。
上腕三頭筋
上腕二頭筋と交互にはたらいて、ひじを曲げのばしする。
大腿四頭筋
太もも前面にある4つの長い筋肉。膝関節をのばす。
広背筋
腕を上や前から後ろに引き寄せる、体の中で最も広い筋肉。
顔にも、まぶたや口を開閉したりものをかんだりするための筋肉がたくさんあるぞ！
大臀筋
おしりを形づくる筋肉。股関節を動かし、脚を大きく動かす原動力となる。
ハムストリング
大腿二頭筋、半膜様筋、半腱様筋をまとめた太もも裏側の筋肉群。大腿四頭筋とペアで動く。
下腿三頭筋
腓腹筋とヒラメ筋をまとめたふくらはぎの筋肉群。足首をのばし、つま先立ちさせる。

Q 短距離走の速い子がマラソンではあんまり速くない。これってどうして？

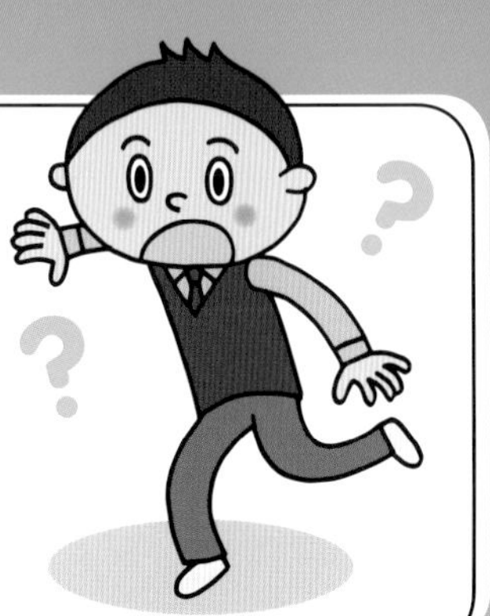

Ⓐ筋肉によって、得意不得意がある

筋肉には、持久力にすぐれる赤い筋肉「**赤筋**」と、瞬発力がある白い筋肉「**白筋**」とがある。赤筋は**遅筋**とも呼ばれ、収縮する速度は遅いが、持久力にすぐれている。一方、白筋はすばやく収縮し、瞬発的に大きな力を出すことができる。別名は**速筋**だ。

つまり、赤筋が多いか、それとも白筋が多いかによって、得意な運動も異なるということになる。

赤筋と白筋の割合は、遺伝によって決まっていて変わることはないとされているが、トレーニングの内容によって、目的の筋肉を強化することは可能だ。

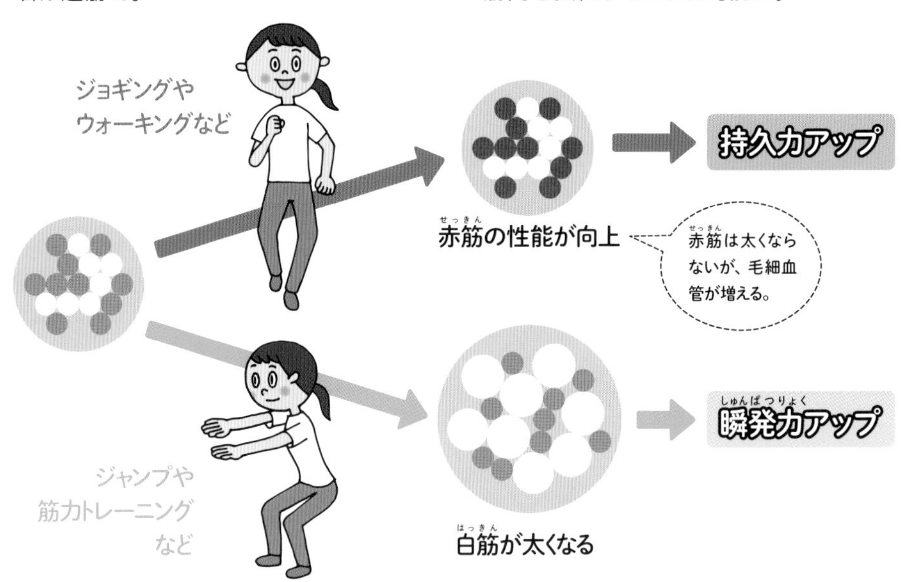

筋肉は細長い細胞の束

骨格筋は、**筋線維**という細長い細胞でできている。筋線維が束になったのが筋束で、それがさらにいくつも合わさって、筋肉が構成されている。

一つひとつの筋線維の中には、さらに細い**筋原線維**という線維が存在する。筋原線維の中には、**ミオシン**と**アクチン**という繊維状のたんぱく質が交互に規則正しく並んでいる。このミオシンとアクチンがスライドすることで、筋原線維全体が短くなって、筋肉が収縮するしくみになっているのだ。

骨格筋の構造

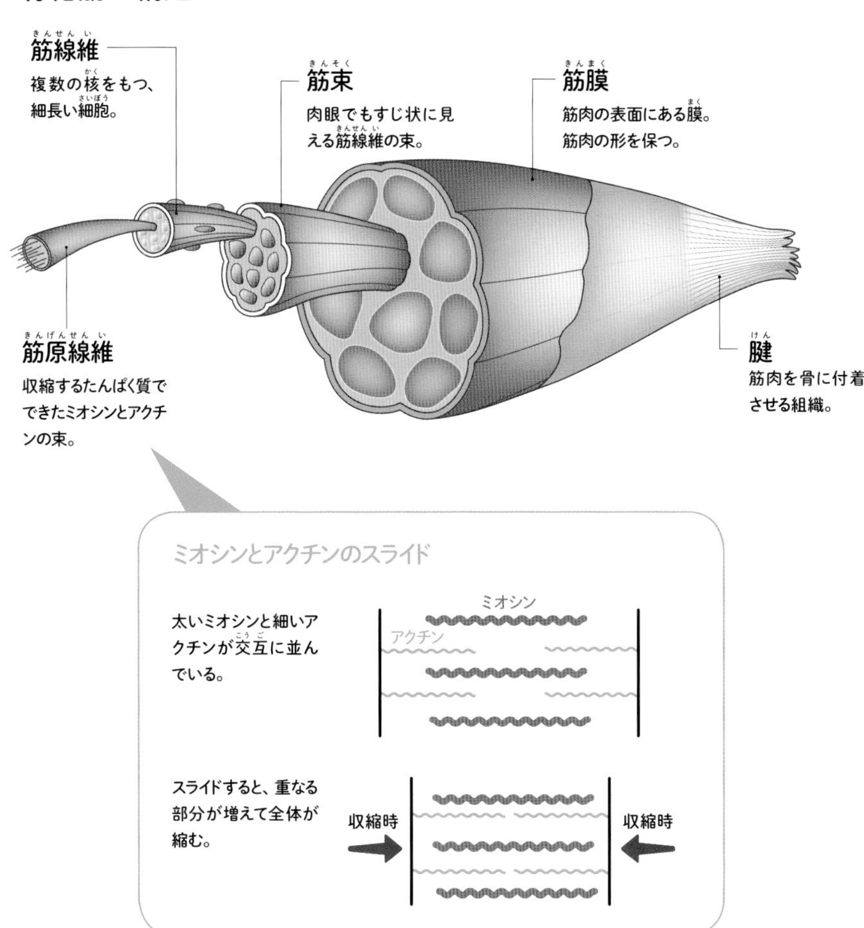

進化した筋肉と退化する筋肉

骨や筋肉は人類の進化とともに大きく変わっている！
使わなくなった筋肉は退化し、やがてなくなるものも…

人類が二足歩行を始めたのは、今からおよそ450万年前のこと。そこから長い長い時間をかけて、骨格や筋肉はさまざまな進化をとげてきました。

いちばん大きな変化は、四足歩行のときには横向きだった骨盤が、まっすぐ上を向いたこと。骨盤は内臓が下がるのを防ぐため、受け皿のような形になりました。

そして、この骨盤の位置を保ちながら歩いたり走ったりするために、大臀筋というおしりの筋肉が大きく発達しました。ゴリラのおしりが上半身に比べて小さく、人間のおしりが大きいのはそのためです。

そしてまた、歩行から解放された手も大きく進化してきました。最も進化したのは親指です。人間の親指は、2方向に動かすことのできる関節と、親指を動かすためだけにある8個の筋肉、そして3つの腱を備えています。

親指の動きによって、人類はものを上手につかみ、さまざまな道具を使うことができるようになりました。私たちが文字を書いたり、小さなボタンを留めたりできるのは、このすばらしい親指のおかげです。

その一方で、使われなくなって退化していく筋肉もあります。足の裏にある足底筋や、腕にある長掌筋がその代表格。どちらも進化の過程で、細く短くなってしまいました。長掌筋は、人類がまだ木に登ったり、ぶら下がったりしていた時代に活躍した筋肉で、今ではてのひらを緊張させるくらいの役目しかありません。日本人では約5％、白人の約20％には、すでに長掌筋をもたない人がいます。

手首を机に乗せ、開いたてのひらの両親指と小指の先をくっつけたとき、手首の真ん中あたりにくっきりと浮き出るのが長掌筋の腱。もしも見当たらなければ、あなたは日本人では20人に1人の進化形ということになります。

腱が見当たらなければ進化系人類!?

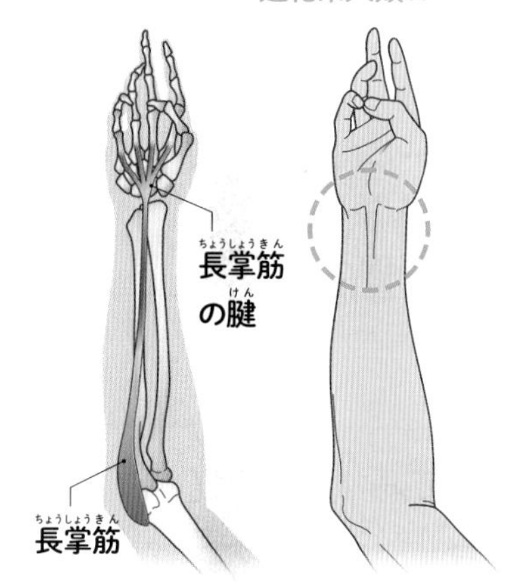

PART

2

思春期と運動器

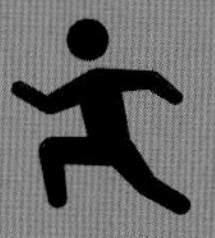

もっと背が高くなりたい、もっとスリムになりたい……。

思春期のそんな悩みには、正しい知識が役に立つ。

自分の体とじっくり向き合って成長していこう。

PART 2

思春期と運動器

美しいカラダってどんな体？

夏休み、みんなで海行かない？
いいねー！行く行く！
じゃあそれまでに脚やせしないと！
骨盤矯正とかいいらしいよ。O脚も直るみたい。
小顔矯正もやってみたいよね。
そんなに自由に骨の形を変えられるなら、オレ、背をのばしたい！

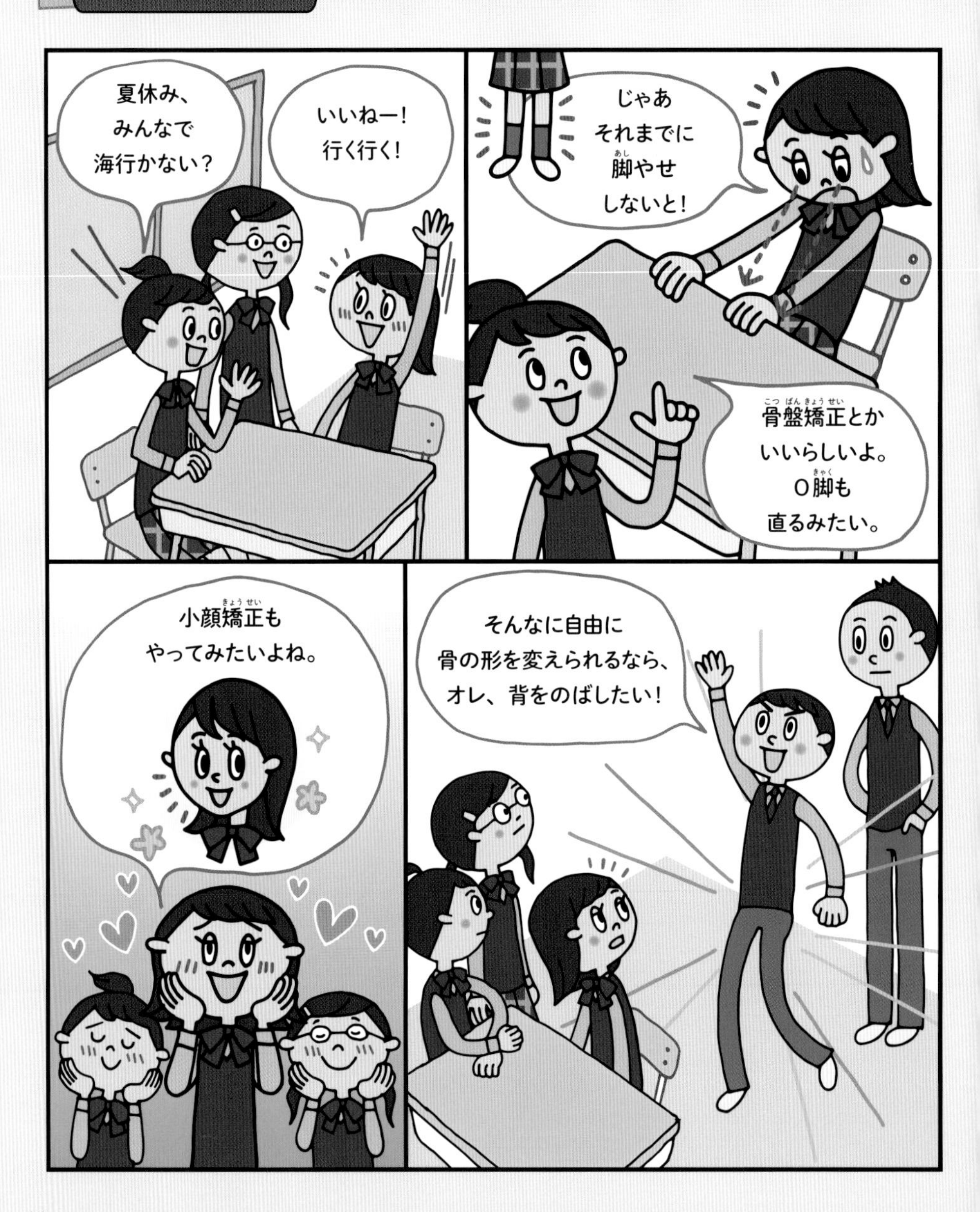

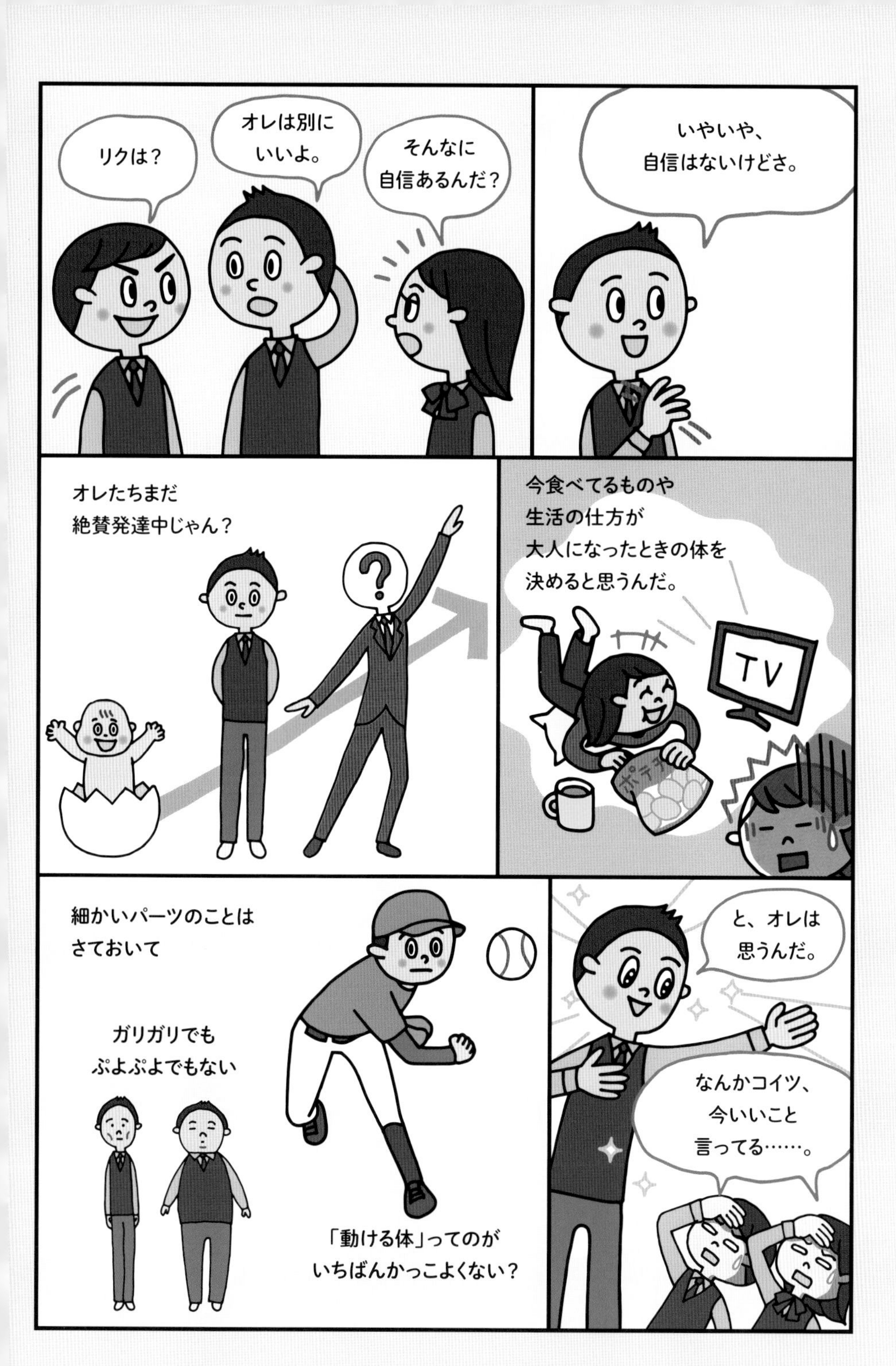
リクは？
オレは別に
いいよ。
そんなに
自信あるんだ？
いやいや、
自信はないけどさ。
オレたちまだ
絶賛発達中じゃん？
今食べてるものや
生活の仕方が
大人になったときの体を
決めると思うんだ。
TV
細かいパーツのことは
さておいて
ガリガリでも
ぷよぷよでもない
「動ける体」ってのが
いちばんかっこよくない？
と、オレは
思うんだ。
なんかコイツ、
今いいこと
言ってる……。

今よりもっと背が高くなりたい！身長をのばす方法ってあるの？

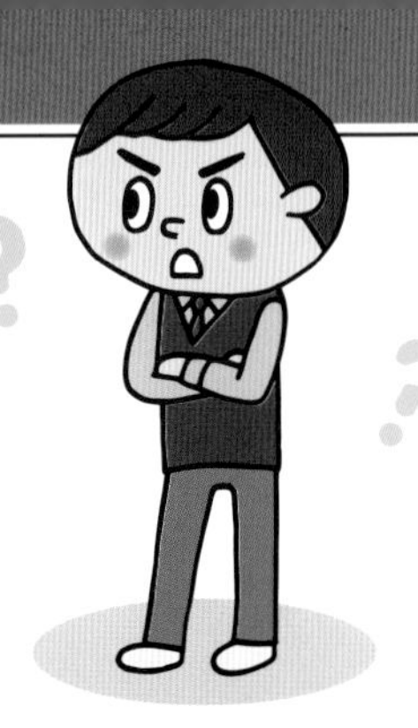

Ⓐ 背の高さを決めるのは、遺伝と環境

最終的な身長を決めるのは、**遺伝**と**環境**だ。遺伝に関しては今から変えることはできないが、環境をよくすることはできる。毎日規則正しく、栄養バランスのとれた食事をし、しっかり眠って適度な運動をする、そして精神的なストレスをためないなど、できることはたくさんある。

ふだんの生活からマイナス要因をできるだけ減らし、成長するための要因をたくさん引き出すようにしよう。

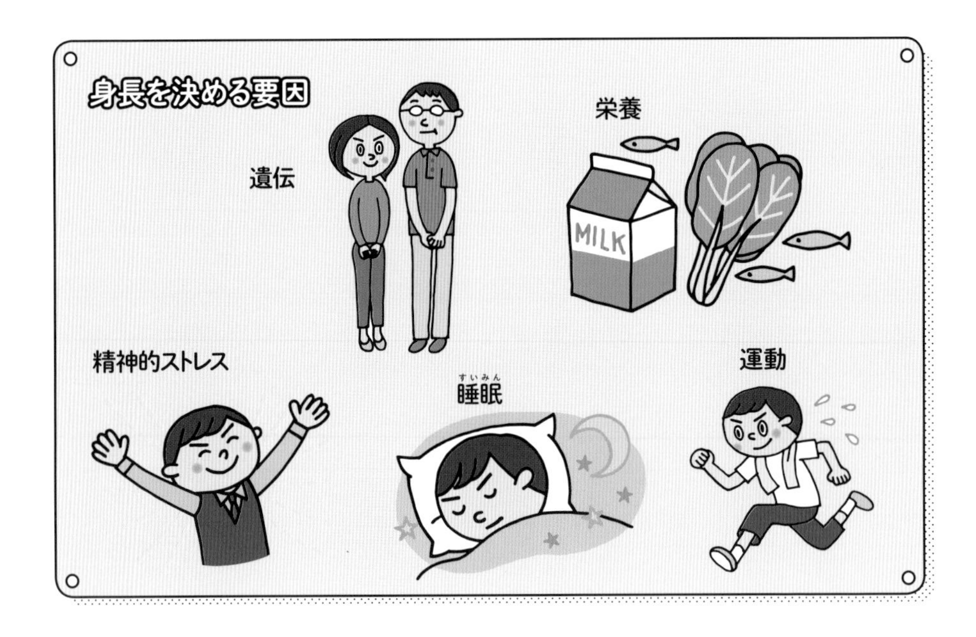

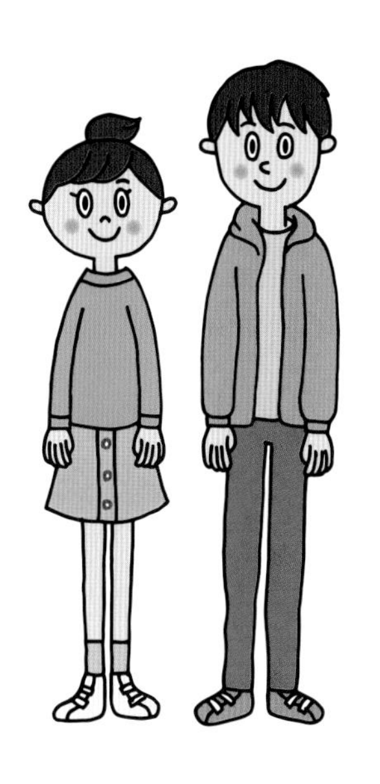

身長がのびるのは15～17歳くらいまで

思春期は成長ホルモンに加えて性ホルモンの分泌も始まって、身長がぐんとのびる。この時期を**成長スパート**という。

女子のピークは9歳前後、男子は3年遅れて12歳前後で、1年間におよそ7cmも身長がのびる。しかしその後、女子は15歳くらい、男子は17歳くらいでのびが止まる。

男子のほうが身長が高いのは、体ができあがるのが女子より遅く、身長がのびる期間が長いためだ。

■身長が1年間でのびる量

（文部科学省「平成30年度学校保健統計調査報告書」より作成）

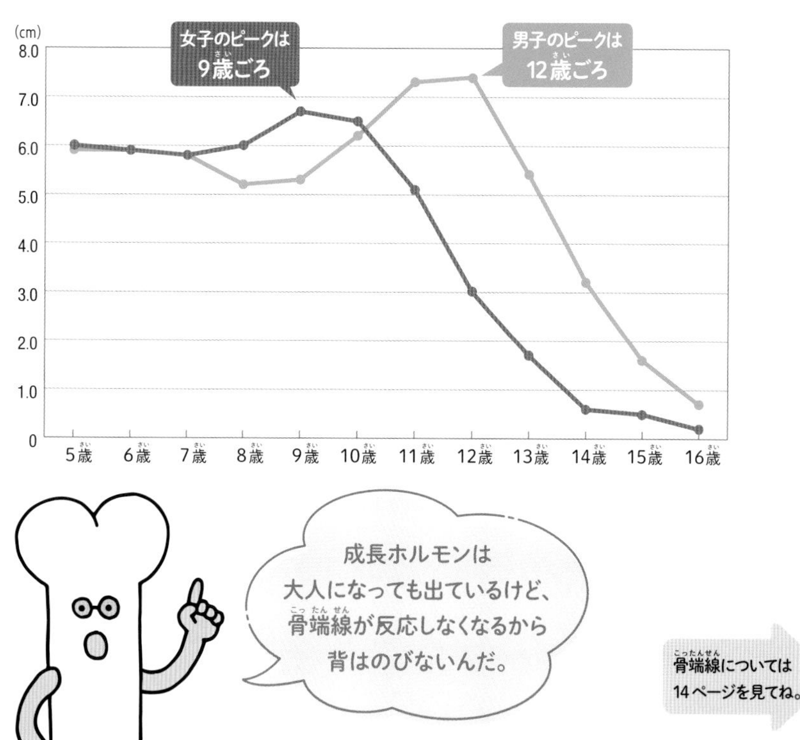

骨端線については
14ページを見てね。

ダイエットすると骨がもろくなるって本当なの？ それはどうして？

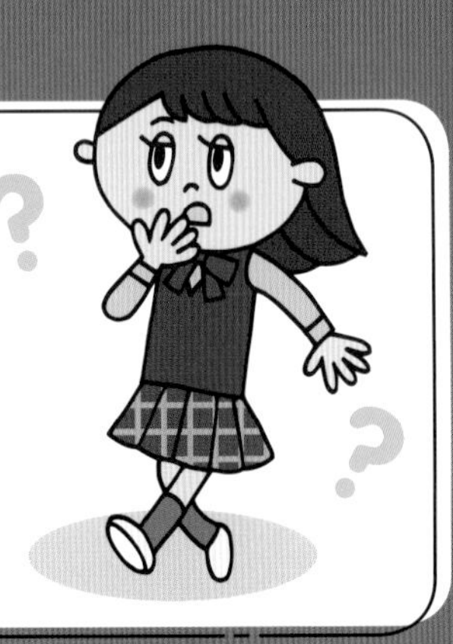

Ⓐ栄養不足で強い骨がつくれないから

骨量（骨を構成する成分の総量）は18歳ごろがピークで、それ以降は徐々に減っていく。そして、女性の場合、閉経後に一気に低下する。これは**エストロゲン**の分泌が急激に減るためだ。

エストロゲンは、女性らしい体をつくり、成熟させるホルモンだ。同時に、骨を強くする作用をもち、骨量を増やすのにも大きく役立っている。

若いうちでも、ダイエットのしすぎで栄養不足になると、エストロゲンの分泌が減ってしまうことがある。すると、生理が止まり、**骨粗鬆症**という病気になってしまうこともあるのだ。

■年齢とエストロゲンの分泌

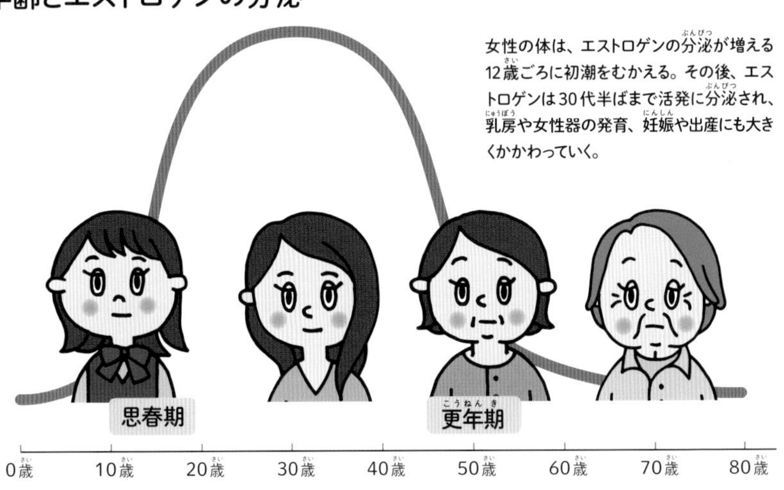

健康な人の骨

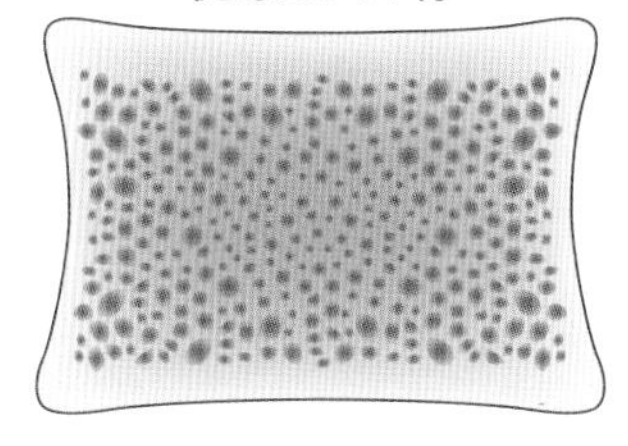

骨粗鬆症の人の骨

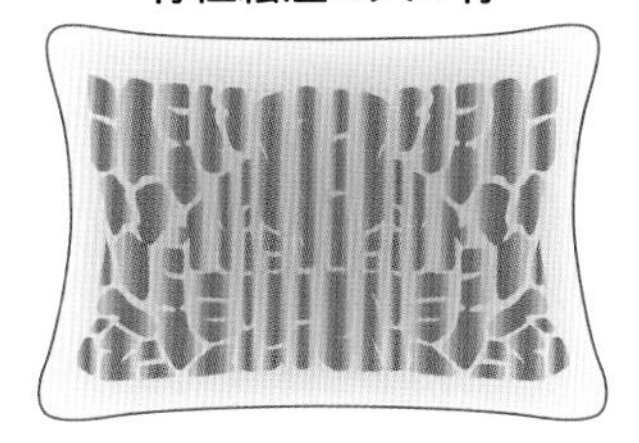

健康な人の骨と比べてすき間が多い。

骨がスカスカになる 骨粗鬆症

骨粗鬆症は、骨量が減って骨がもろくなり、骨折しやすくなる病気だ。

骨は毎日少しずつ生まれかわっている(16～17ページ)。しかし、骨の材料となるカルシウムの不足や、ホルモンバランスの乱れによって、新しい骨が十分につくられなくなってしまうことがある。すると、骨をつくる量よりもこわす量が多くなり、骨の中身はスカスカになってしまうのだ。

骨粗鬆症は痛みがないため、気づかないうちに進行しやすい。高齢者に多い病気で、骨折から寝たきりにつながることも多いので注意が必要だ。

骨量を増やせる思春期に 骨の貯金をしておこう!

大人になると、いくらカルシウムをとっても、運動をしても、骨量を増やすことはできない。そればかりか、男女を問わず年齢とともに骨量は次第に減ってしまう。将来、骨粗鬆症にならないようにするためには、骨量をどんどん増やすことのできる思春期に、骨の貯金をしておくことが欠かせないのだ。

ダイエットだけでなく、ハードなスポーツをしている人も、栄養不足で骨がもろくなりやすい。逆に、全く運動をしないと、新しい骨がつくられなくなってしまうので、これもよくない。きちんと食べて適度な運動をして、強い骨をつくろう。

ハードなスポーツをしている人は、骨を守るためにも意識的に栄養をとろう!

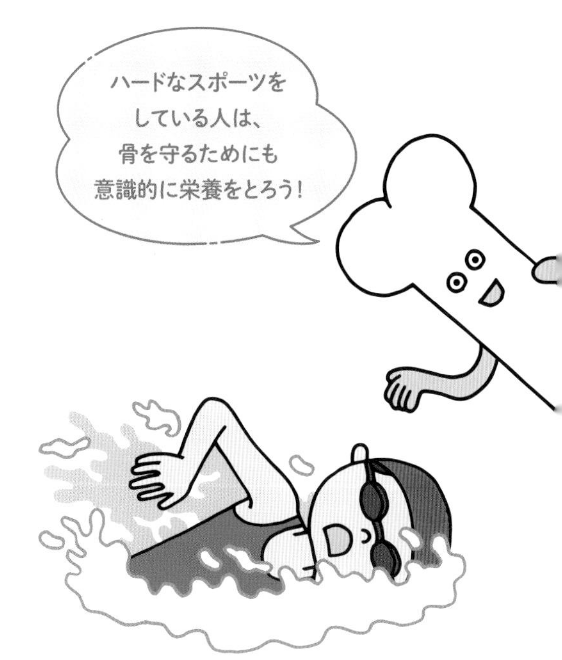

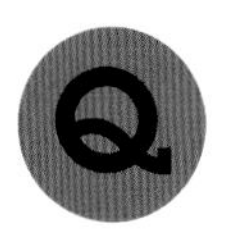

いちばんかっこいいのはどの部活の子？スポーツによって体型は変わるの？

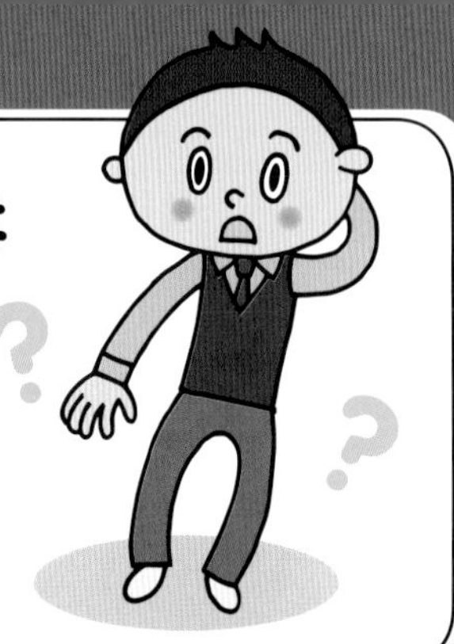

Ⓐその競技で特によく使う筋肉が発達！

スポーツなどの練習では、それぞれの競技の技術を向上させるためのトレーニングをしている。すると、その競技によく使われる筋肉が発達するため、長期間同じスポーツを続けている人の体型には、似(に)たような特徴(とくちょう)がある。どのスポーツの体型がいちばんかっこいいと感じるかは、人それぞれだ。

ちなみに、本格的に筋肉がつき始めるのは高校生くらいからなので、中学生のうちは、部活による体型の差はそれほど大きくない。

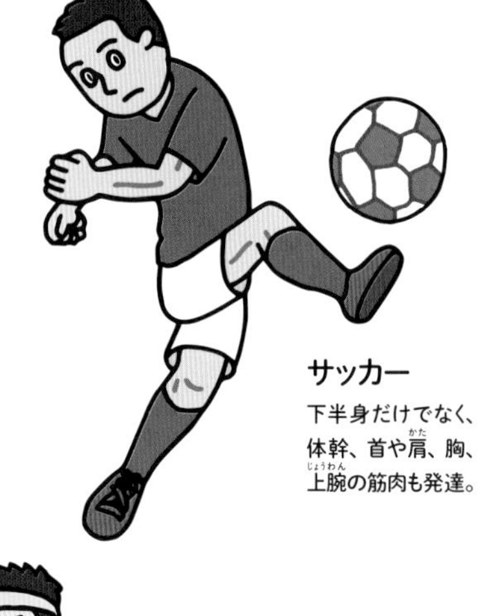

サッカー
下半身だけでなく、体幹、首や肩(かた)、胸、上腕(じょうわん)の筋肉も発達。

いろいろなスポーツ選手の体型を比べてみたぞ！

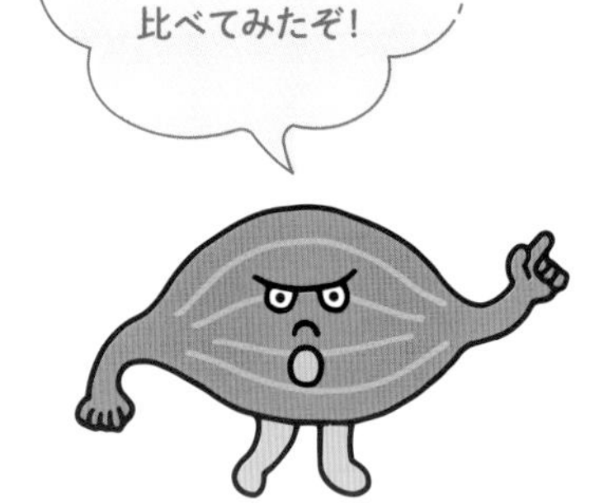

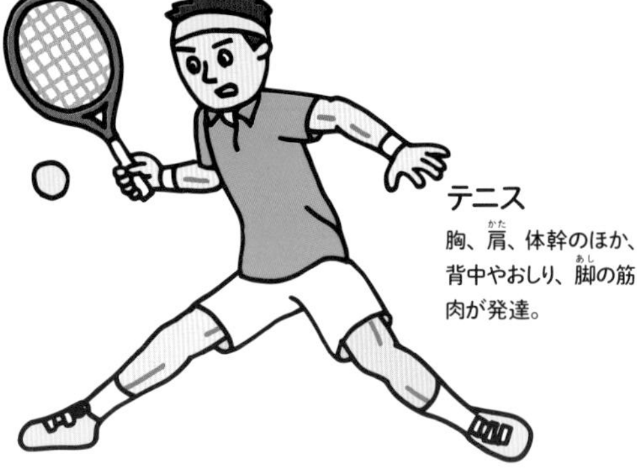

テニス
胸、肩(かた)、体幹のほか、背中やおしり、脚(あし)の筋肉が発達。

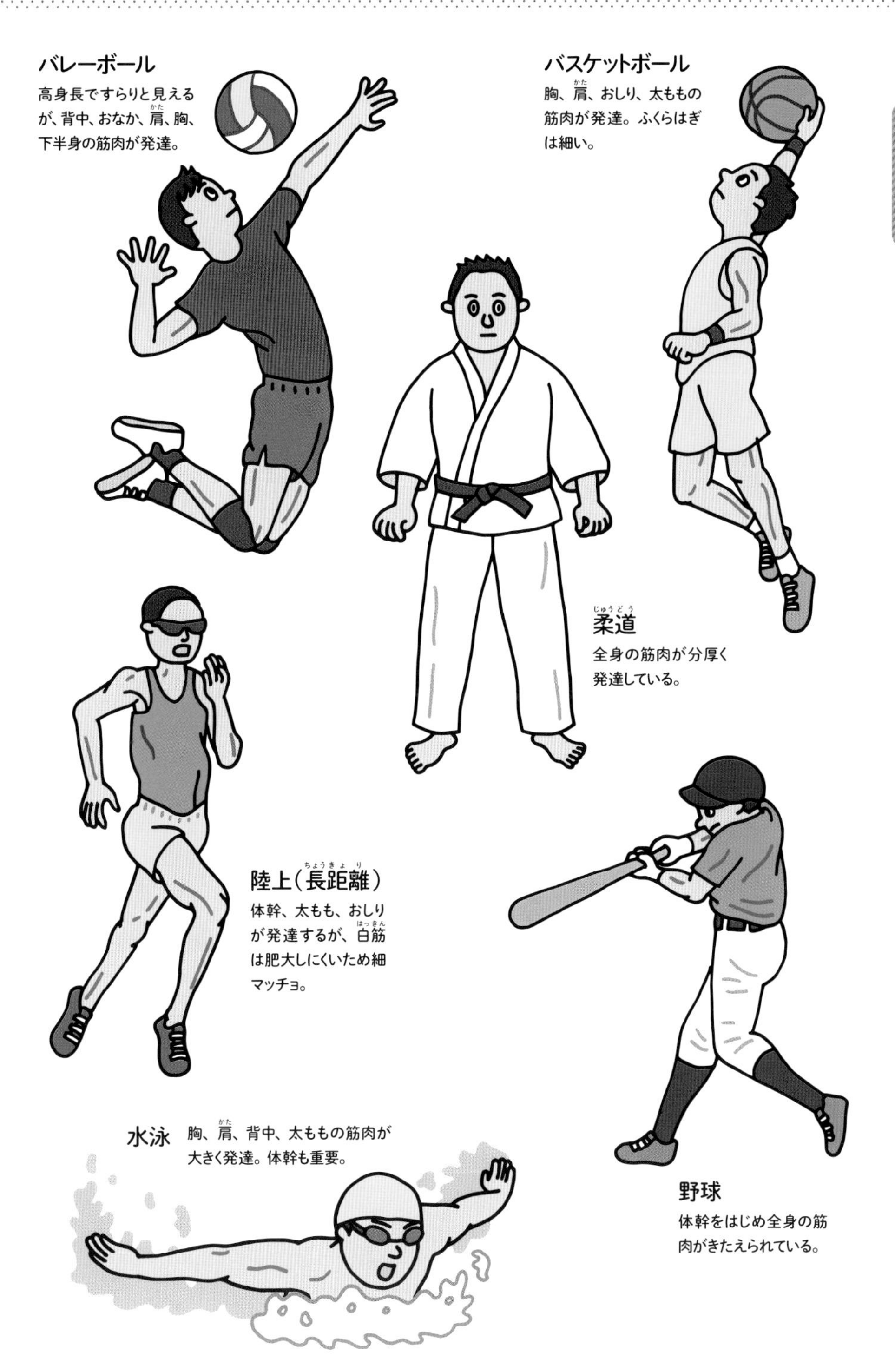
バレーボール
高身長ですらりと見えるが、背中、おなか、肩、胸、下半身の筋肉が発達。
バスケットボール
胸、肩、おしり、太ももの筋肉が発達。ふくらはぎは細い。
柔道
全身の筋肉が分厚く発達している。
陸上（長距離）
体幹、太もも、おしりが発達するが、白筋は肥大しにくいため細マッチョ。
水泳
胸、肩、背中、太ももの筋肉が大きく発達。体幹も重要。
野球
体幹をはじめ全身の筋肉がきたえられている。

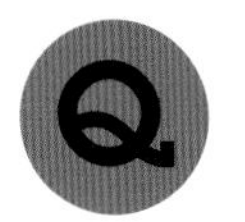

健康的でかっこいい体をつくりたい。筋肉をきたえるには何をすればいい？

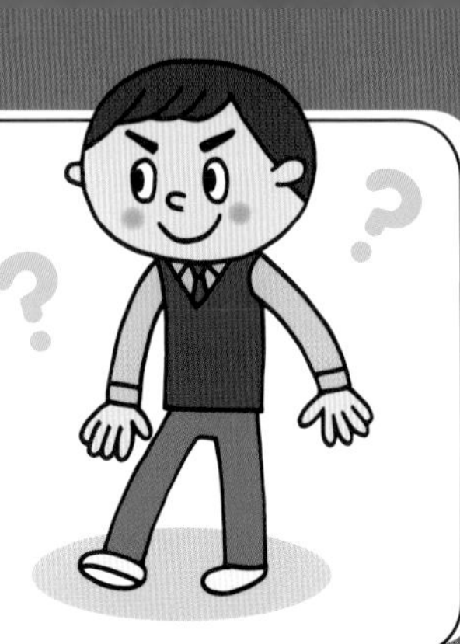

Ⓐ トレーニングと食事、そして休養

筋肉をきたえるには、**トレーニングをすること、食事で栄養をとること、しっかり休養すること**の3つが不可欠だ。

筋力トレーニングは、体に力学的なストレスをかけて筋肉を少しこわすこと。その修復の過程で、筋肉は少しずつきたえられ太くなっていく。

トレーニングでこわれた筋肉の修復には、材料が必要だ。**運動後なるべく30分以内に栄養を補給**しよう。

そして、十分に休養することで初めて、筋肉はトレーニング前よりも大きくなることができる。

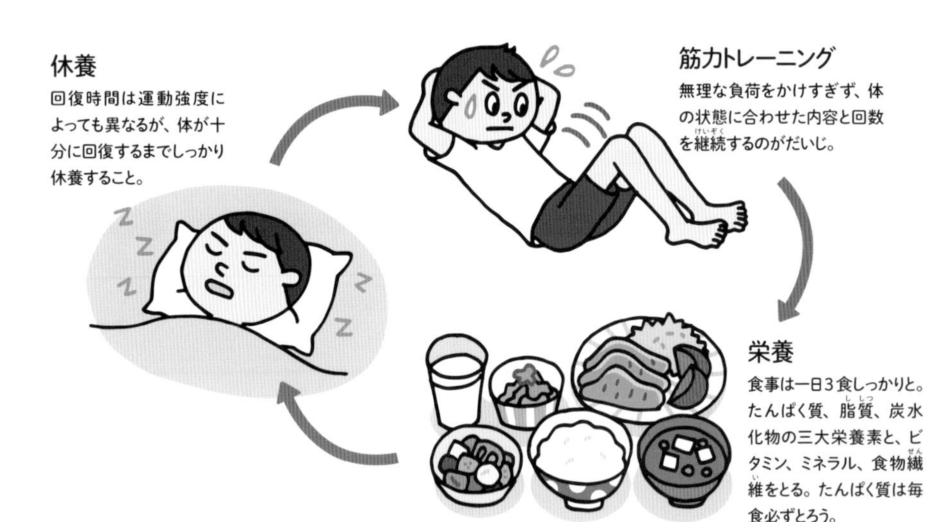

筋肉を成長させるカギは超回復

トレーニングをすると、筋肉はダメージを受け、損傷する。このダメージから回復する際に、十分な栄養と休養をとると、筋肉がたくさんつくられて、トレーニング前よりも筋肉が増える。これが**超回復**だ。

超回復によって筋肉が成長したタイミングでトレーニングをすれば、次の超回復が起こり、筋肉はさらに成長する。

ただし、休みすぎてしまうと、超回復で増えた筋肉はもとにもどってしまう。トレーニングのタイミングが重要なのだ。

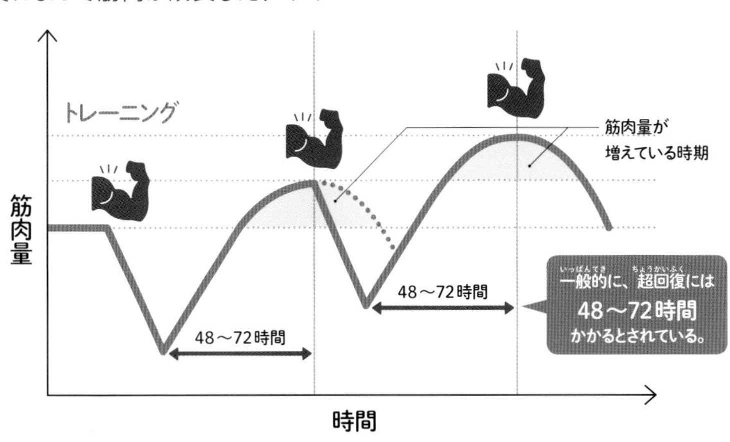

中学生にはスクワットやドローインがおすすめだ。76～79ページでくわしく紹介するぞ！

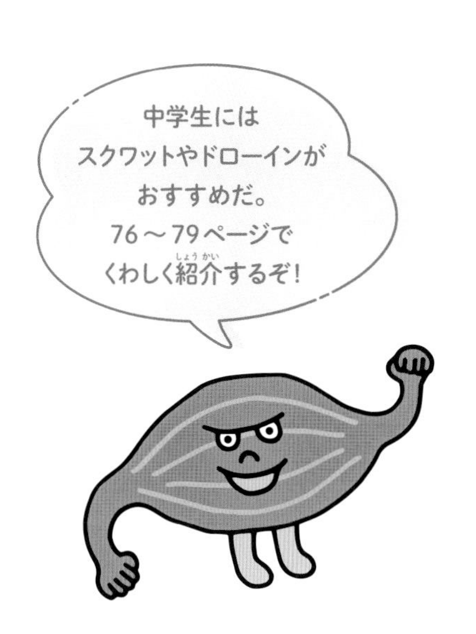

中学生はまだ筋肉がつきにくい時期

筋肉といってイメージするマッチョな体に多くついているのは、**白筋**（26ページ）。白筋をきたえて太くすることで、筋肉量が増える。ちなみに、もう一方の筋線維である赤筋は、きたえても太くはならない。

筋肉量を増やすには、大きな負荷のかかるトレーニングが必要だが、中学生はトレーニングをしても筋肉がつきにくい。中学生のうちは、ダンベルやバーベルなどの道具を使わず、自分の体重を使ったトレーニングにとどめておこう。

体育は苦手だし、スポーツにも興味ない。どうして運動をしなくちゃいけないの？

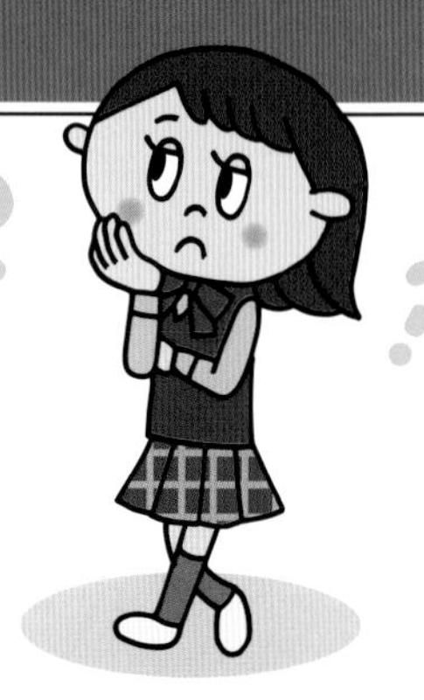

Ⓐ運動すると、体にいいことがたくさん！

10代の今、スポーツをする最も大きな意味は、骨の貯金だ。運動をして今のうちにできるだけ**骨量**（骨を構成する成分の総量）を増やしておくことが、とても大切だ。もちろん、筋力や体力もアップするので、じょうぶな体の土台ができる。

運動することで体は引きしまって健康になり、運動によって分泌されるホルモンや神経伝達物質は、美容にも効果が高く、脳のはたらきもよくしてくれる。

また、高齢になると、運動量の少ない人の死亡リスクは高くなる。年をとってから運動を始めるのは簡単なことではないので、今から運動習慣をつけておこう。

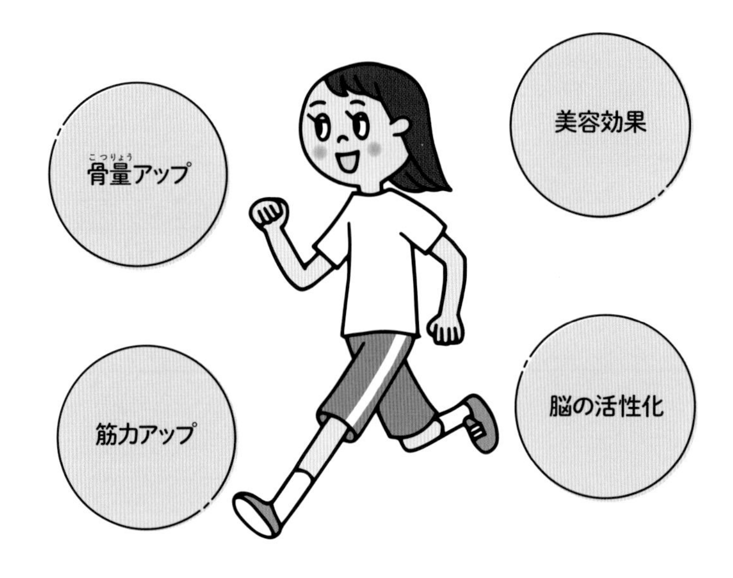

特に女子には運動ぎらいの子が多い

スポーツ庁の調査では、運動やスポーツが好きかきらいかという質問に対して、中学生女子の20％以上が「きらい」または「ややきらい」と答えている。

交通手段の発達や住環境の変化、パソコンやゲーム機の普及などが重なって、生活のなかでの運動量は減り、体力の低下にもつながっている。

体力がないと、運動してもすぐにつかれてしまって、楽しいと感じない。そして、楽しくないから運動しないという悪循環におちいりやすい。運動部に入っていない人は特に、ストレッチやウォーキングなどで毎日体を動かすことを心がけよう。

■運動やスポーツの好ききらい

（スポーツ庁「平成30年度体力・運動能力調査報告書」より作成）

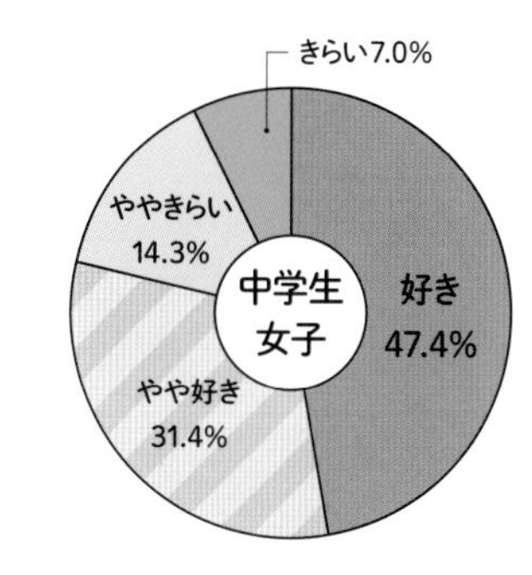

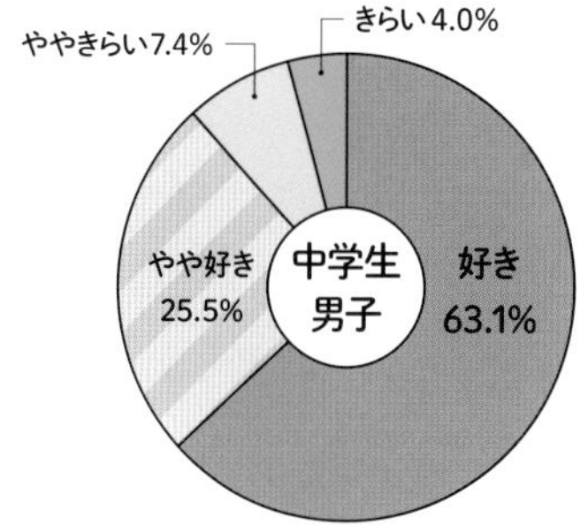

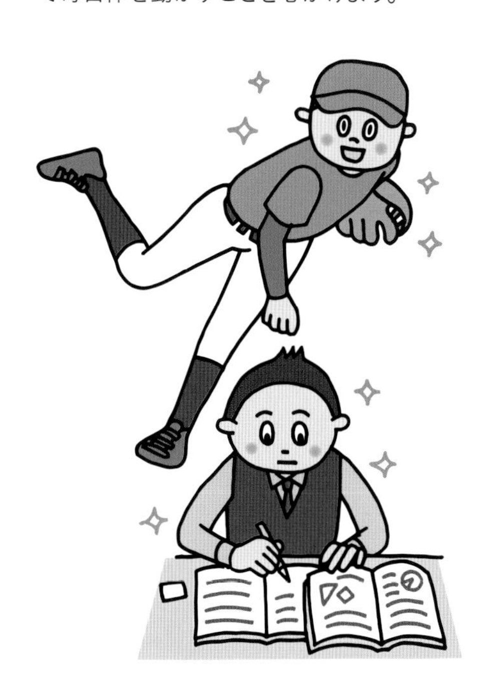

運動習慣は学力にも関係する!?

運動ができる人は勉強が苦手、勉強ができる人は運動が苦手というように、両方をかね備えることは難しいと思われがちだ。しかし、運動する子どものほうが学力がすぐれているという傾向が、さまざまな研究から明らかになっている。

体を動かすと血流がアップし、脳によい刺激が与えられる。また、勉強するための姿勢や集中力を保つためにも、筋力や体力が役に立つ。**運動することは、学力アップにも効果がある**ようだ。

オナニーをしすぎると背がのびなくなるって聞いたんだけど、それって本当？

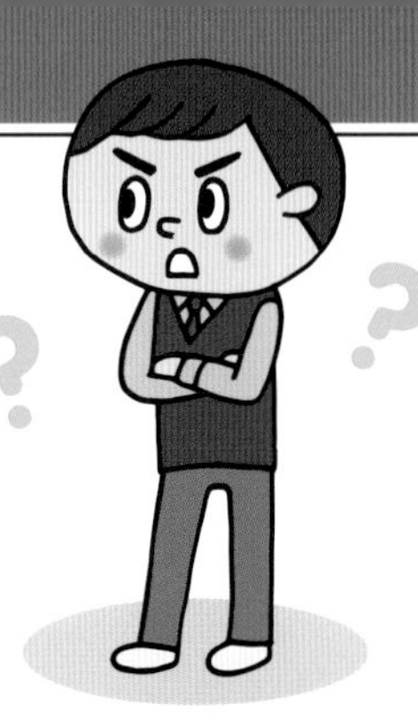

Ａ ウソ。体が成熟するタイミングの問題

思春期になると、**性ホルモン**が分泌（ぶんぴつ）され始める。性ホルモンは、体の成熟をうながして、妊娠（にんしん）・出産が可能な大人の体をつくる物質だ。性ホルモンによって、男女の体つきにもちがいが出てくる。

身長という点から見ると、性ホルモンには、骨の成長をうながして身長を急激にのばすはたらきと、骨を成熟させて身長がのびるのを止めるはたらきの両方がある。骨の成長が完了（かんりょう）し、成熟した大人の骨になると、身長はのびなくなるのだ。

つまり、**身長がのびなくなるのは、体が成熟したから**であって、オナニーをするしないは関係ない。性的なことに興味をもち始める時期と、身長がのびなくなる時期が重なっているだけだ。

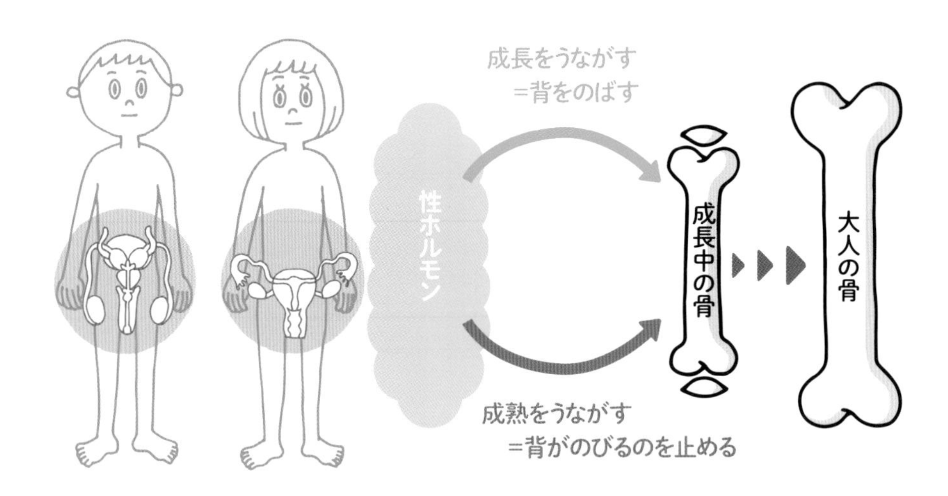

「筋肉をつけると背がのびない」も、ウソ！

筋肉が発達すると、骨をおさえつける力が加わり、骨の成長をさまたげるといううわさもあるが、骨が成長しようとする力は筋肉よりもはるかに強い。ハードな筋力トレーニングはよくないが、成長ホルモンを分泌させる効果のある適度な運動は、行ったほうがよいだろう。

中学生のうちは、筋力トレーニングをしても筋肉はあまりつかない。筋肉がつき始めるのは、成長が終わりに近づく高校生くらいからだ。つまり、筋肉をつけたから身長がのびなくなるのではなく、**身長がのびなくなるタイミングと、筋肉がつくタイミングが同じ**というだけのことだ。

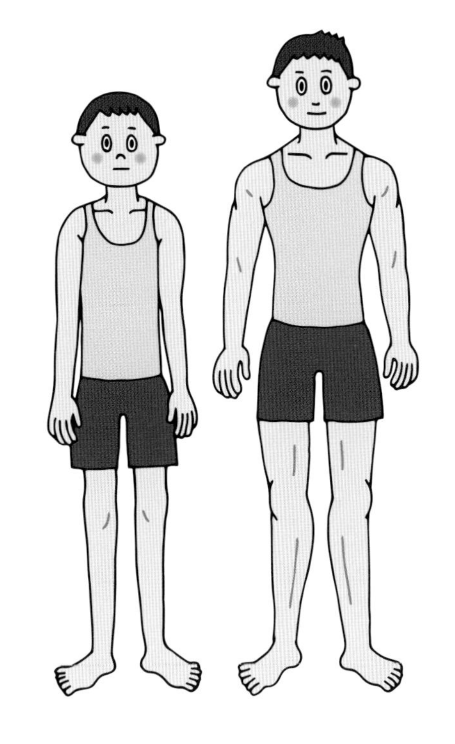

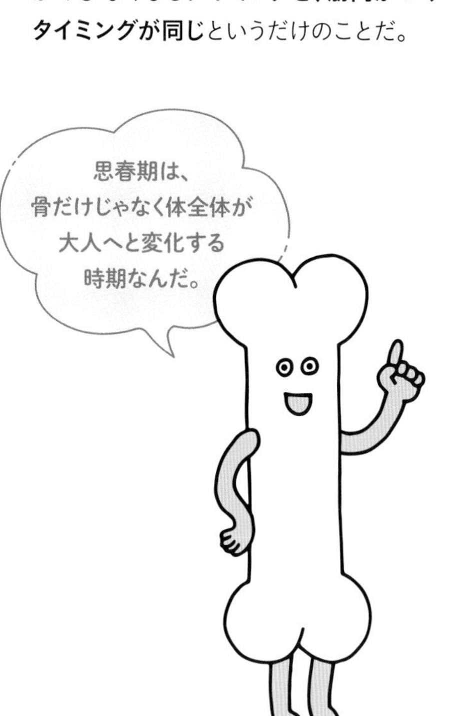

性ホルモンが大人の体をつくる

性ホルモンの種類は男女で異なるが、いずれも**思春期に多く分泌され、体の成熟をうながす**ものだ。

男性ホルモンは**アンドロゲン**といい、精巣でつくられる。胎児が男性器をつくるときにはたらき、その後しばらく休眠してから、思春期の第二次性徴のためにはたらき始める。声変わり、陰毛やひげの発生、男性器の発達などは、男性ホルモンのはたらきによるものだ。

女性ホルモンは、卵巣から出る**エストロゲン**と**プロゲステロン**。乳房や女性器の発育をうながし、月経や妊娠・出産にもかかわる。

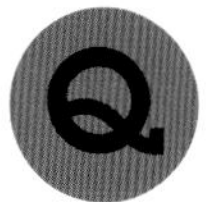

Q もっと顔を小さくしたい！小顔矯正や小顔マッサージって、効果があるの？

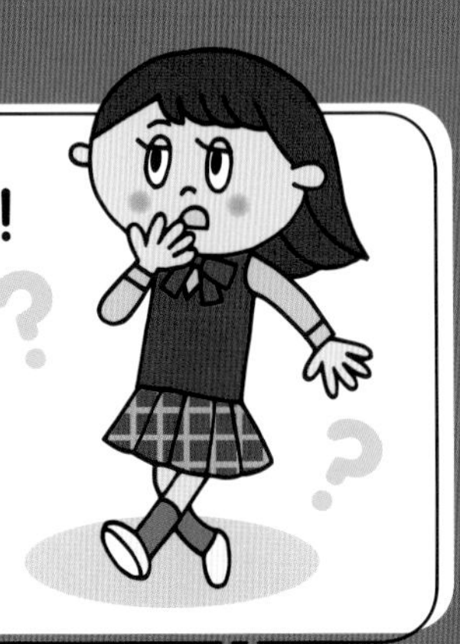

Ⓐ頭蓋骨の大きさは、押しても変化なし

頭蓋骨※は、おもに8個の骨が組み合わさってできている。赤ちゃんは、生まれてくるときに産道を通りやすくするため、頭蓋骨の骨と骨の間にすきまがあるが、2歳ごろまでにはぴったり閉じて、脳といっしょに成長していく。

大人の頭蓋骨にすきまはなく、手で押しても骨は動かない。マッサージや整体などで小顔になったと感じるのは、一時的にむくみがとれているからだろう。

※頭蓋骨は「ずがいこつ」とも読むが、解剖学的には「とうがいこつ」と読むのが一般的。

■頭蓋骨の構造

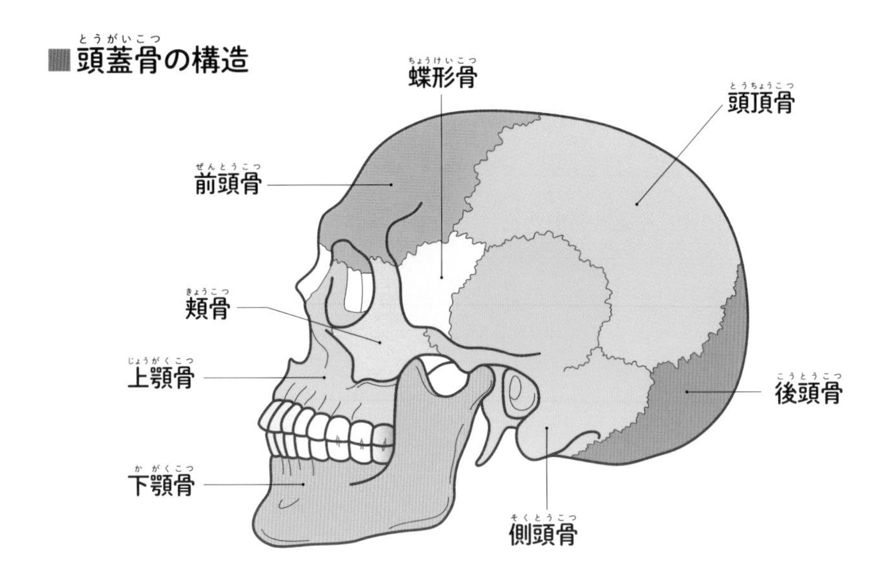

骨格は変えられないが、顔の筋肉はきたえられる

体内の水分は、重力や圧力で簡単に移動するから、マッサージをすることでむくみがとれて、多少顔が小さくなる可能性はある。また、やせて体脂肪が少なくなれば、顔の脂肪も減るので顔は小さくなるだろう。ただし、目に見えて顔が小さくなるほどの過度なダイエットは、特に成長過程にある中学生には危険だ。顔を小さくするためにダイエットをすることは、絶対におすすめしない。

現実的なのは、顔の表面にある**表情筋**をきたえて、フェイスラインをすっきりさせることだ。

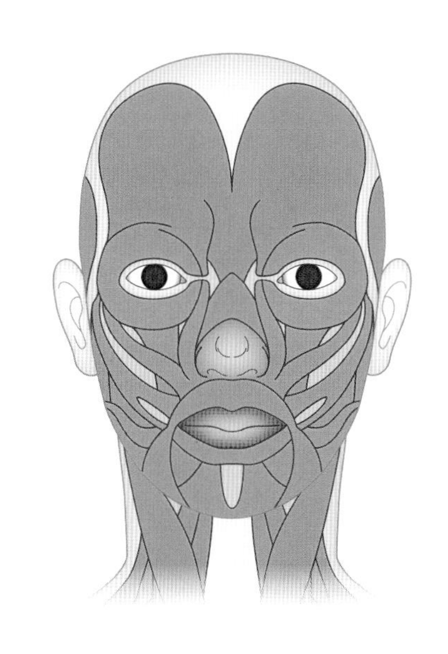

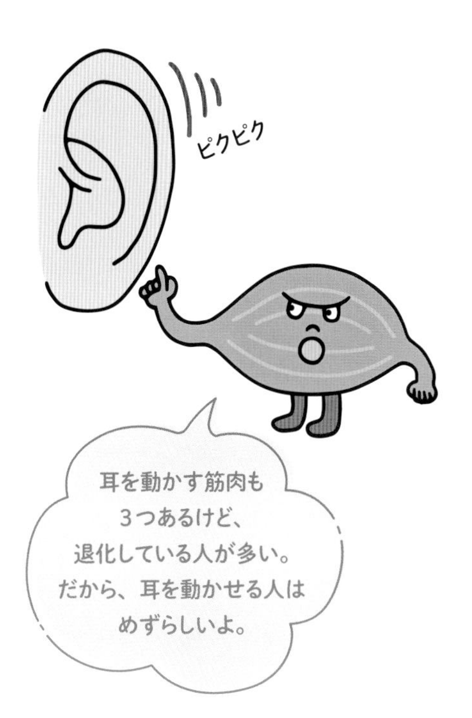

表情をつくり出す表情筋

顔にはたくさんの筋肉があり、そのおかげで私たちはものを食べたり話したりすることができる。

そんな顔の筋肉の一つが、顔の皮膚を動かす表情筋だ。表情筋は、片方の端が骨ではなく皮膚についている。額、目、鼻、ほお、口の周りに20種類以上もあり、これをいくつも使うことで、喜怒哀楽の豊かな表情が生まれる。

ほかの筋肉と同様、使わなければ表情筋もおとろえていく。いつも無表情でいると、張りのないつかれた表情になっていくのだ。表情筋をきたえて、生き生きとした笑顔の「表情美人」を目指そう。

男子のほうが運動能力が高い理由

体格に差が現れるのは、性ホルモンなどの影響。
運動習慣の有無や運動時間の長さも関係しているかも !?

幼稚園や小学校低学年くらいまでは、走ったり泳いだりする能力は、男の子も女の子もほぼ対等です。男女が入り混じって、おにごっこやドッヂボールをしていても、それほど男女の運動能力の差を感じることはありません。

ところが、思春期をむかえるころから、運動能力は一般的に女子より男子のほうが高くなっていきます。

オリンピックやプロスポーツでも、競技は男女別に行われるものがほとんどです。女子の記録は、種目によっては男子にせまってはいても、追いつくことはできないだろうといわれています。その理由は何でしょう。

まずは、男女の体格差があります。男子は女子に比べて成長スパートが遅く来るため、そのぶん女子より背が高くなる傾向があるのです。

身長だけでなく、筋肉にも差があります。筋肉の質そのものには男女差はありませんが、男性のほうがもともと筋線維の数が多く、しかも1本1本が太いのです。おまけに、思春期以降、男子はテストステロンなどの男性ホルモンがたくさん分泌されることで、さらに筋肉が太くなります。こうした影響もあって、思春期ごろから男女の運動能力に大きな差が出てくるのです。

また、スポーツ庁の2018年度の調査によると、中学生女子の運動部活動への参加率は57.9％で男子に比べて約20％低いことがわかっています。さらに、部活動や地域のスポーツクラブなどで1週間に420分以上運動をする人が61.5％いる一方で、1週間に60分未満しか運動をしないという人も約20%にのぼることがわかりました(男子は1週間に420分以上が83.9%、60分未満は6.9%)。

男子に比べて女子には運動習慣のない人が多いこと、また、運動時間の少ない人が多いことも、思春期以降の女子と男子の運動能力の差を大きくしているといえるかもしれません。

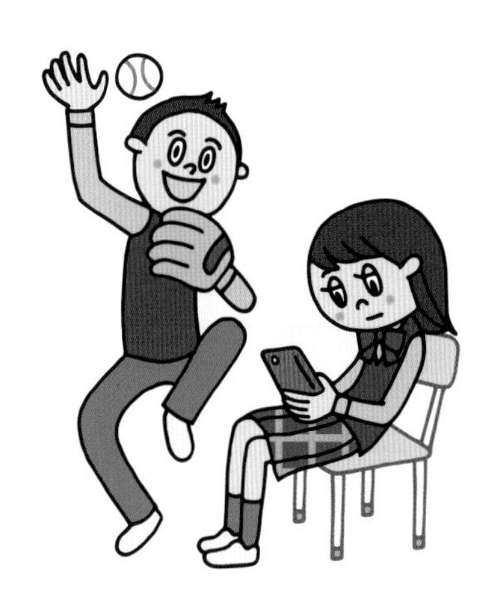

PART 3

スポーツと運動器

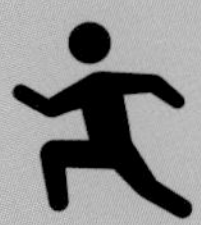

運動器を特によく動かすのは、スポーツをするとき。

そして、スポーツにはどうしてもケガがつきものだ。

このパートでは運動器のケガについておもに説明しよう。

PART 3
スポーツと運動器

運動神経って、いったい何？

運動会の日
いいぞ、リク！
一方アオイは…
ごめんっ！
二人三脚、失敗。
え、逆!?
ダンスも苦手……。
もうやだ。帰りたい……。
やっぱ運動会って盛り上がるよな！
ハァ

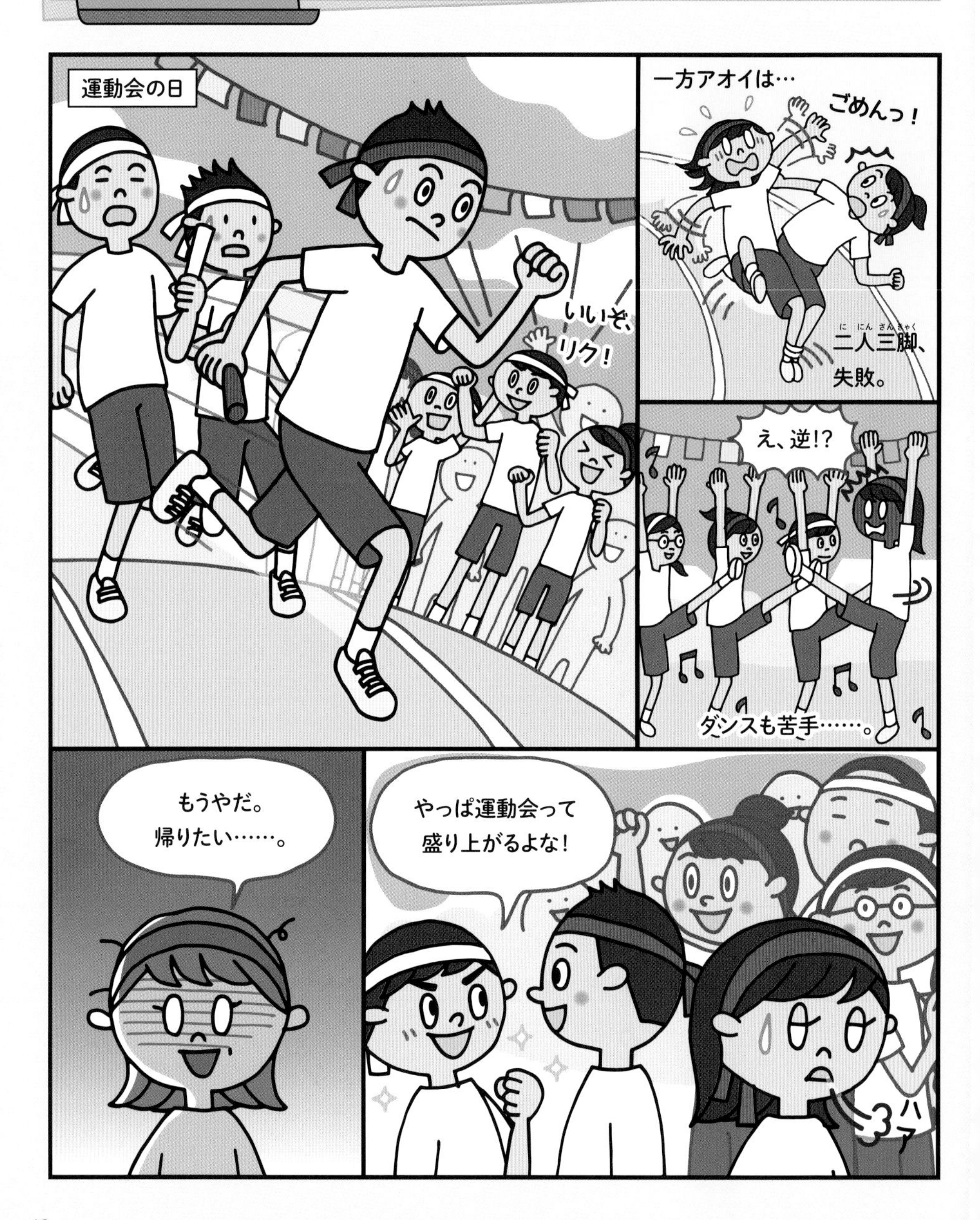

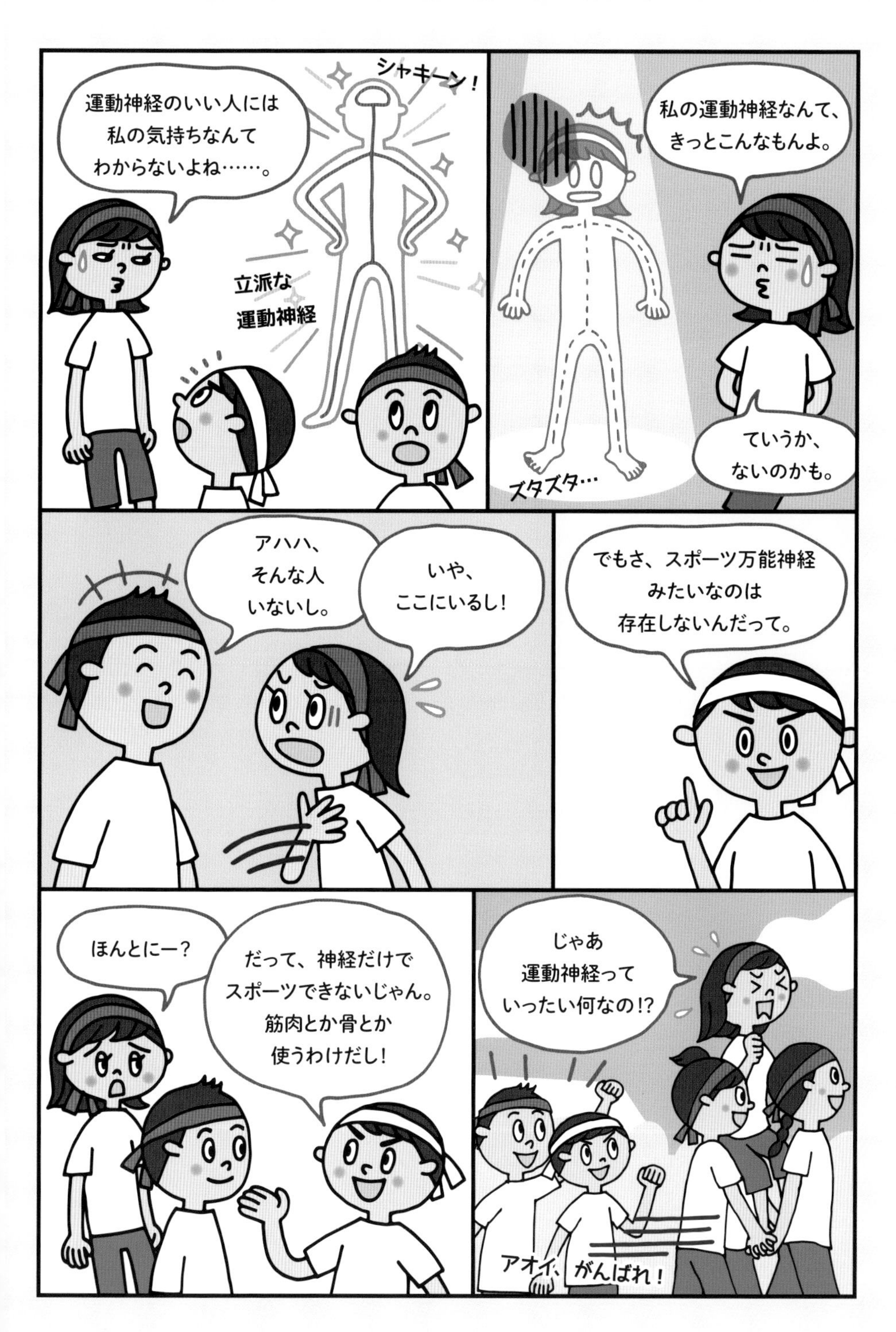
運動神経のいい人には
私の気持ちなんて
わからないよね……。
シャキーン！
立派な
運動神経
私の運動神経なんて、
きっとこんなもんよ。
ズタズタ…
ていうか、
ないのかも。
アハハ、
そんな人
いないし。
いや、
ここにいるし！
でもさ、スポーツ万能神経
みたいなのは
存在しないんだって。
ほんとにー？
だって、神経だけで
スポーツできないじゃん。
筋肉とか骨とか
使うわけだし！
じゃあ
運動神経って
いったい何なの!?
アオイ、がんばれ！

運動神経って どこにあるの？ 運動神経がいいって、 どういうこと？

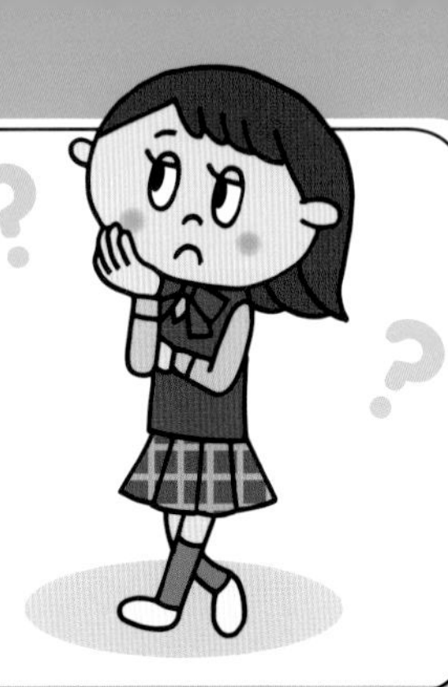

Ⓐ「運動神経＝運動能力」ではない！

神経は、脳・脊髄と体の各器官をつなぎ、それぞれの器官が受けた情報を脳や脊髄に、また脳からの指令を体の各部へ送るための糸状の器官だ。脳と脊髄からなる**中枢神経**と、そこから各器官へつながる**末梢神経**とがある。

運動神経は、**感覚神経**とともにはたらく末梢神経の一つ。感覚神経からの情報をもとに、脳が下した指令を筋肉に伝えて動かすが、その目的はスポーツだけではない。

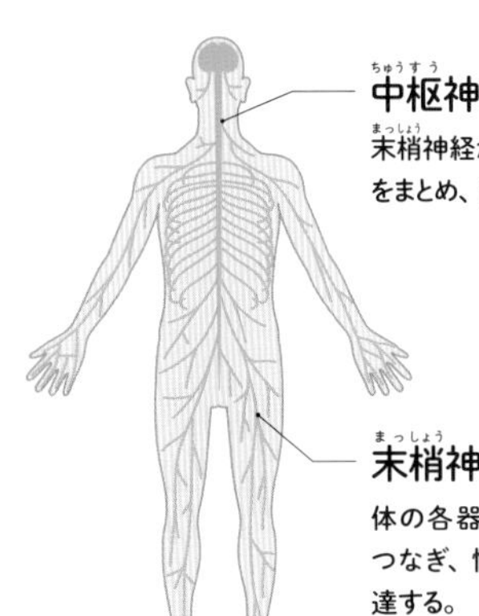

中枢神経(脳と脊髄)
末梢神経から伝達された情報をまとめ、指令を出す。

末梢神経
体の各器官と脳をつなぎ、情報を伝達する。

体性神経
皮膚や筋肉に分布。感覚器から脳へ、脳から筋肉へ情報を送り、運動を調節する。

感覚神経
感覚器がとらえたさまざまな情報を中枢神経に伝える。

運動神経
中枢神経からの情報を体の各部に伝え、骨格筋を動かす。

自律神経
内臓や血管に分布。脳とやりとりして、呼吸や血液循環、消化などを調節する。

交感神経
体の緊張や興奮を高めるはたらきをする。

副交感神経
体をリラックス、休息させるはたらきをする。

「熱い」と感じた情報を
伝える＝感覚神経
装置を操作するよう情報
を伝える=運動神経

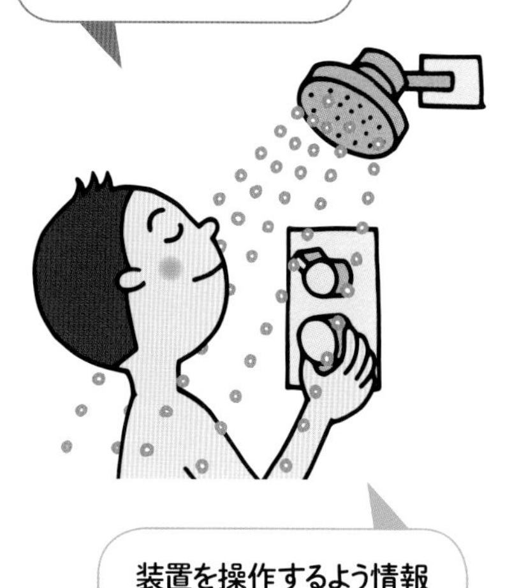

日常のすべての動作で運動神経が使われる

運動神経は感覚神経とセットではたらいている。例えばシャワーを浴びるとき、「お湯が熱い」と皮膚が感じると、その情報は感覚神経によって脳に伝えられる。そして、脳がシャワーの温度を調節しようと判断したら、腕や手を動かして温度調節の装置を操作する。このときにはたらくのは、運動神経だ。

スポーツだけでなく、食べる、飲む、立つ、すわる、そして字を書くなど、わたしたちの日常の動作は、すべて運動神経がコントロールしているのだ。

運動神経のよさは脳と体の適切な連携にあり

「運動神経がいい人」に必要なのは、まずは視覚や聴覚などの感覚の伝達や判断力にすぐれていること、そして、それらに対する反応が、すばやく適切であることだ。これらの能力に影響しているのは、大脳の3つの領域と小脳だといわれている。

体をコントロールする脳からの指示が適切であることに加えて、よくきたえられた筋肉が指示通りに動く。つまり、「運動神経がいい」とは、**脳と体がうまく連携して、バランスよくはたらくこと**なのだ。

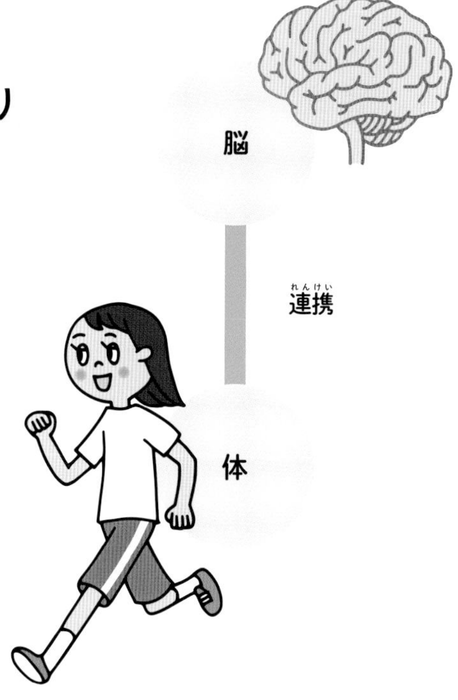

慣れない運動やハードな練習をすると、筋肉痛になるのはなぜ？

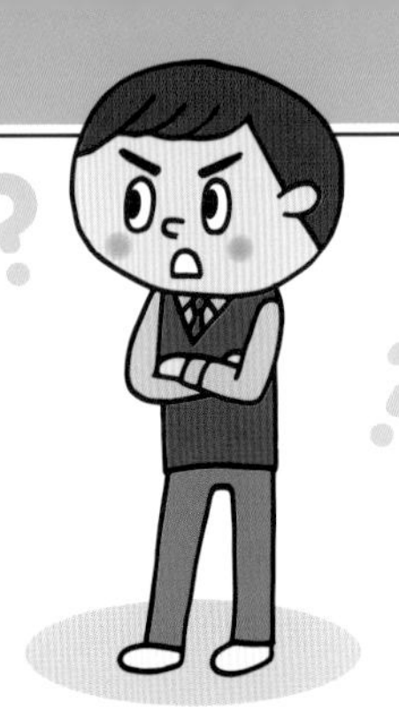

Ⓐ傷ついた筋肉が炎症を起こしている

慣れない運動をしたり、ふだん使わない筋肉をたくさん使った数時間後、あるいは翌日など、時間がたってから起こるのが**筋肉痛**。運動によって傷ついた筋線維を、修復する過程で起こる痛みだ。

傷ついた筋線維には、修復のために**白血球**や**リンパ球**などの血液成分が集まってくる。そのため、はれたり熱をもったりする「**炎症**」が起こる。炎症にともなって**刺激物質**が生産され、それが**筋膜**を刺激して、痛みを感じるのだ。

筋肉痛に時間差があるのは、炎症が広がり、刺激物質が筋膜に届くまで少し時間がかかるためだと考えられている。

■痛みが起こるしくみ

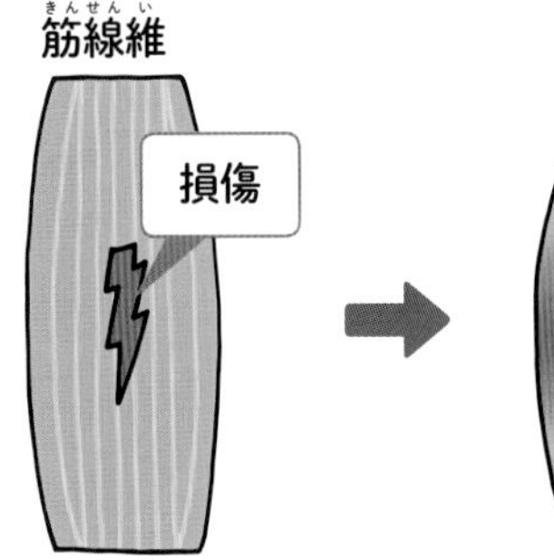

運動によって筋線維に細かい傷ができる。

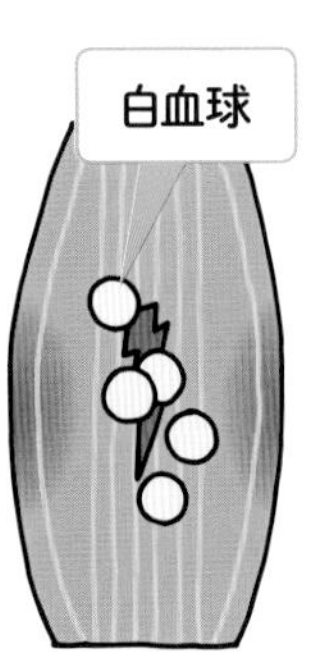

傷を修復するために、白血球などが集まってきて、炎症が起こる。

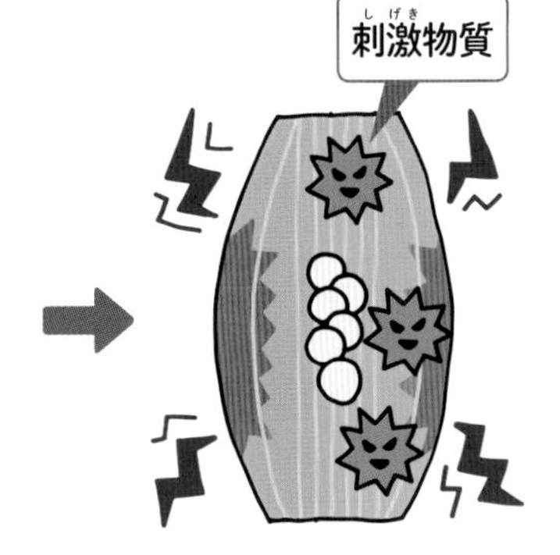

炎症にともなって、痛みを起こす刺激物質が生産され、筋膜を刺激。

激しい運動はさけて 軽い運動にとどめること

筋肉痛があるときに、無理に運動してはいけない。筋肉が十分に回復するまでは、激しい運動をさけ、軽い運動にとどめるのが基本。熱をもっているときは冷やしたり、シップをしたりすることで痛みをやわらげることができる。おふろ上がりに軽くマッサージをするのもよい。

損傷した筋肉の回復を助けるために、たんぱく質をふくむバランスのよい食事をとること、しっかり睡眠（すいみん）をとって成長ホルモンを分泌（ぶんぴつ）させることもだいじだ。痛みがそれほど強くなければ、軽いストレッチをすることで、回復をうながす効果が得られる場合もある。

1週間たっても
治らない痛みは、
筋肉痛では
ないかもしれない。
病院へ行こう。

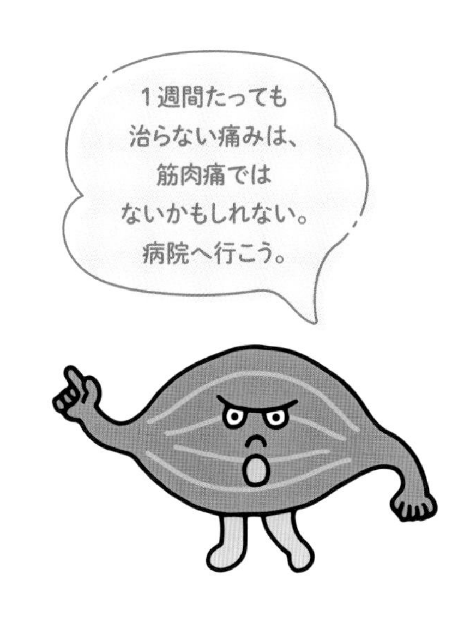

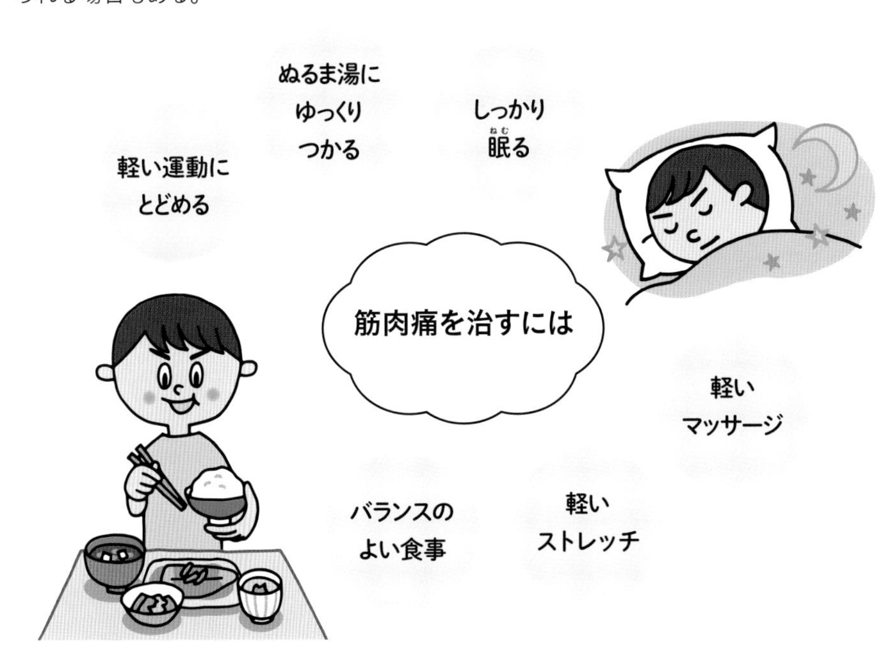

「ねんざ」って どんな状態のこと？ どうして何度も くり返すの？

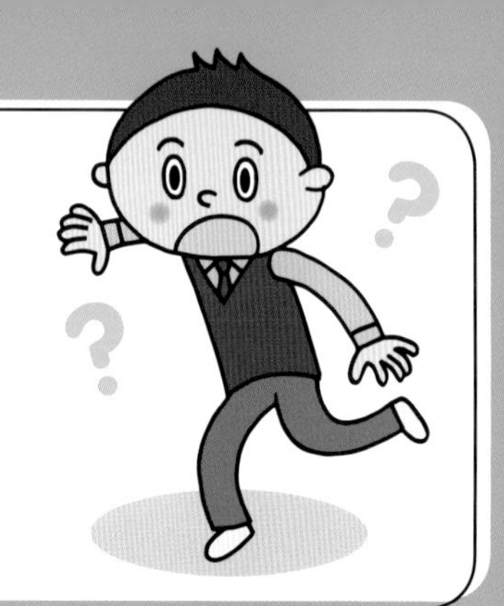

Ⓐ 軽症（けいしょう）から重症（じゅうしょう）まである、靭帯（じんたい）の損傷

スポーツ中のけがで、最も多いのが「**ねんざ**」だ。足首のねんざは、スポーツ中だけでなく、転んだり、段差をふみちがえたりすることでも起こる。

多くは**足関節**（そくかんせつ）（くるぶし）を内側にひねっているため、外側の靭帯（じんたい）がのびたり傷ついたりしていることが多い。重症（じゅうしょう）のねんざは、初回にしっかり治療（ちりょう）しないと、関節の動きが不安定になるため、ねんざをくり返しやすくなるのだ。

足関節（そくかんせつ）の外側の靭帯（じんたい）

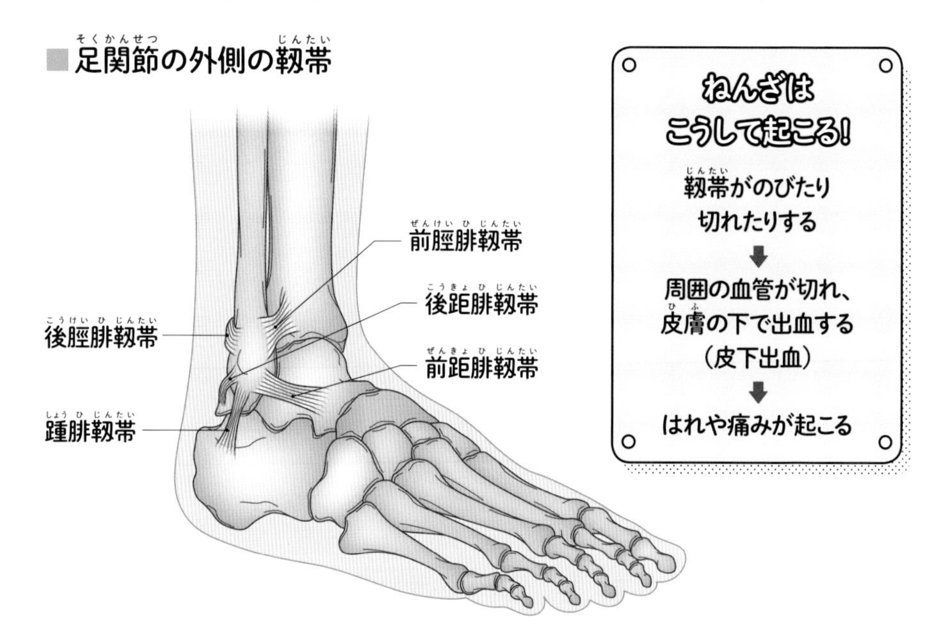

ねんざの重さは3段階に分けられる

ねんざは症状によって、1〜3度に分けられている。1度は靭帯がのびたり少々傷ついたりした程度。靭帯の一部が切れていれば2度、完全に断裂していれば3度だ。

たとえ1度のねんざであっても、あまく見てはいけない。状態に応じた適切な処置をしなければ、ねんざをくり返すだけでなく、ほかのけがの原因になることもあるのだ。もちろん、2度以上の重いねんざの場合は、病院で治療を受ける必要がある。

ねんざの重症度

1度
靭帯が一時的にのびたり、少し傷ついたりしている。痛みやはれは軽い。

2度
靭帯の一部が切れ、痛みやはれも強い状態。部活動への復帰には2〜3週間かかる。

3度
靭帯が完全に断裂。痛み、はれ、皮下出血が強く、歩行も困難。1〜2か月の治療が必要。

痛みやはれが強い場合、
重症の可能性がある。
後遺症を残さないために、
すぐに病院で
みてもらおう。

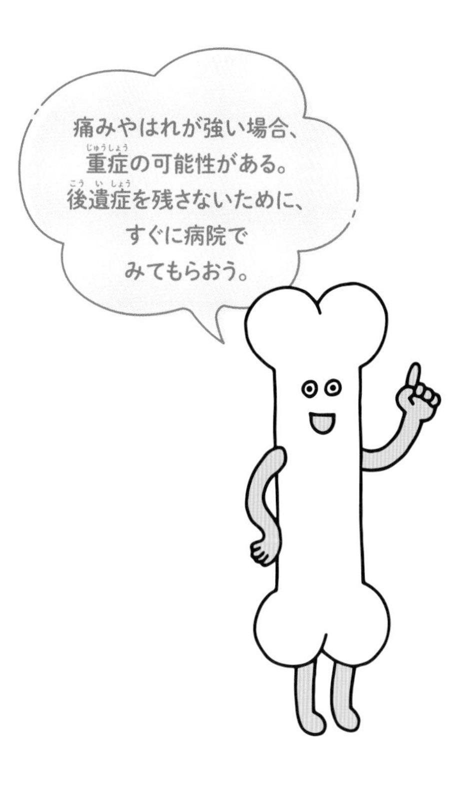

まずはRICE処置を。重いねんざは病院へ！

ねんざをしたら、まずはRICE処置（64ページ）を行うこと。しばらく安静にしても、歩くと強い痛みがある場合は、整形外科を受診しよう。

1度のねんざなら、冷やしたりシップをはったりして炎症をおさえ、テーピングをして安静にしておけば、1〜2週間で部活動にも復帰できる。

しかし、2度以上のねんざは、治療に時間を要する。テーピングや副木などによる固定が必須だ。靭帯をぬい合わせる手術が必要になる場合もある。

単純骨折は単純な骨折で、複雑骨折は複雑に骨折している？

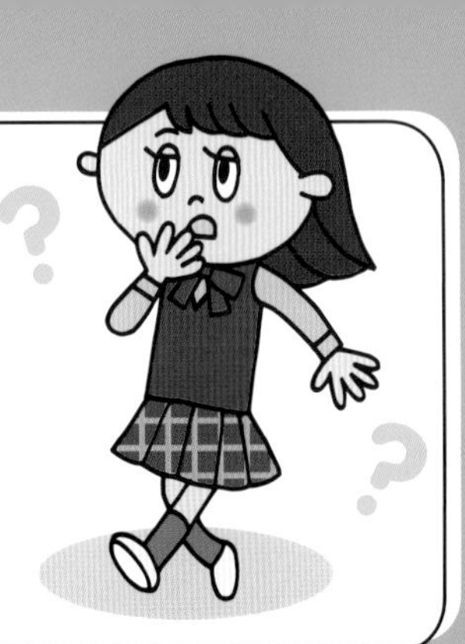

Ⓐ皮膚(ひふ)から骨が飛び出しているかどうか

医学的には、「単純骨折／複雑骨折」ではなく、「**閉鎖(へいさ)骨折／開放骨折**」という言葉を使う。区別するポイントは、折れ方が複雑かどうかではない。

閉鎖(へいさ)骨折とは、皮膚(ひふ)の下で骨が折れたり、骨がひび割れたりすること。治療(ちりょう)は、ギプスなどで骨を正しい位置に固定して、骨がくっつくのを待つ。

一方、開放骨折は、折れた骨が皮膚(ひふ)の外に飛び出している。出血も多く、感染症(かんせんしょう)の危険もあるため、緊急(きんきゅう)処置が必要だ。

なお、骨がバラバラにくだけているような状態は、複雑骨折ではなく、**粉砕(ふんさい)骨折**という。

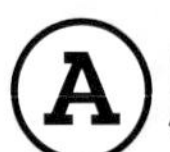

閉鎖(へいさ)骨折（単純骨折）

皮膚(ひふ)の下で骨折している。皮下出血によるあざができることが多い。

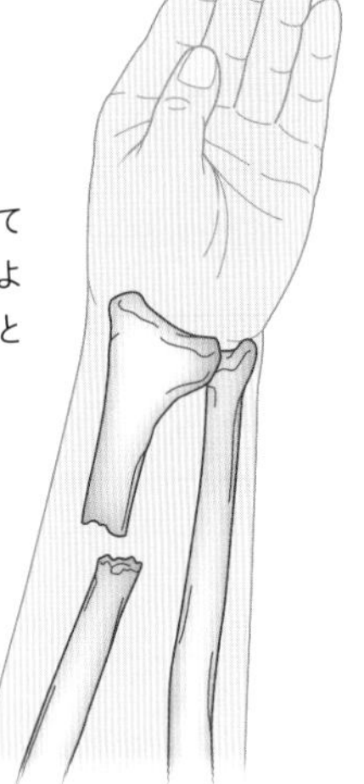

開放骨折（複雑骨折）

折れた骨が皮膚(ひふ)から飛び出している。感染症(かんせんしょう)の危険があるため、緊急(きんきゅう)処置が必要。

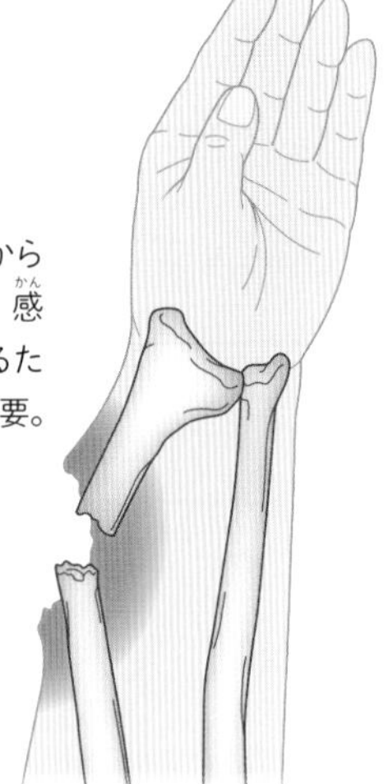

骨にひびが入るのも骨折の一種

骨折とは、何らかの力が加わったことにより、**骨がこわれること**をいう。したがって、骨にひびが入るのも骨折なのだ。

一度に大きな力が加わって起こる骨折だけでなく、くり返し小さな力がかかり続けることで起こる「**疲労骨折**」もある。トレーニングのしすぎなどで起こりやすい骨折だ。骨にひびが入るだけでなく、完全に折れてしまうこともある。

骨粗鬆症（35ページ）などでスカスカになった骨が、つぶれたように変形してしまう「**圧迫骨折**」もある。

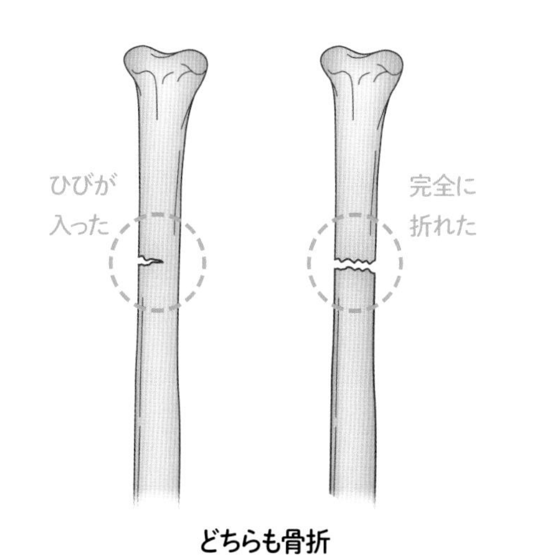

どちらも骨折

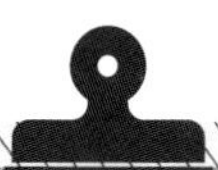

チェック! こんな症状は骨折かも…

- □ **はれている**
  ねんざか骨折か検査が必要。
- □ **変形している**
  皮膚の一部分が盛り上がっている。
- □ **痛みがある**
  ねんざなどよりも強い痛みがある。
- □ **力が入らない**
  まひが起こることもある。
- □ **音がする**
  動かすとポキポキと音がする。
- □ **青あざ**
  数日後に出現することが多い。

骨折かもしれないと思ったら、まずはRICE処置（64ページ）をして、すぐに病院に行こう。

骨折のショックが自律神経に影響して、めまいや冷や汗が出ることもあるよ。

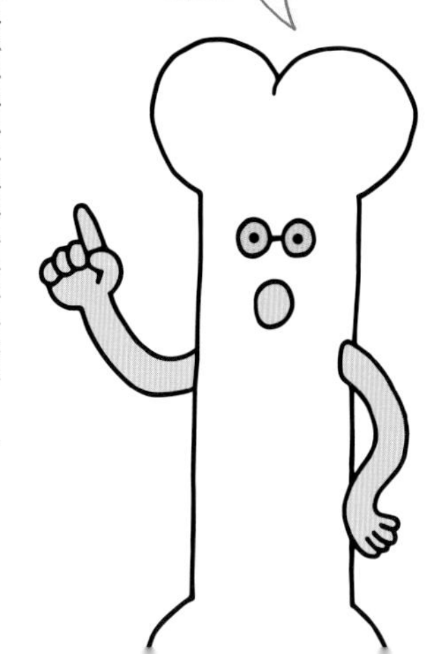

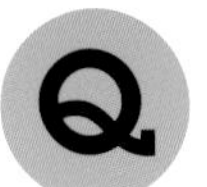

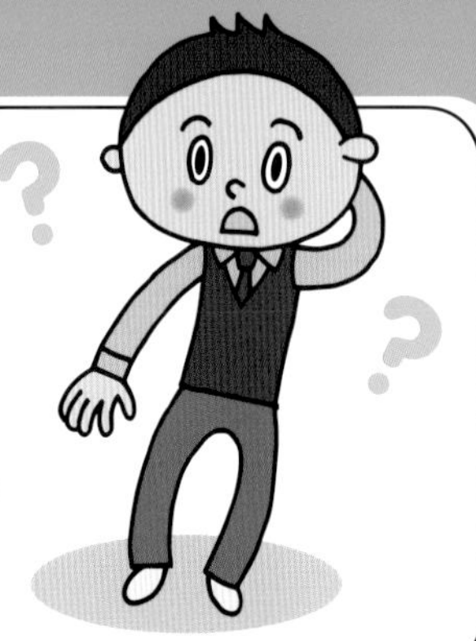

肉ばなれって、どういう状態？放っておけば治るの？

Ⓐ 筋肉の断裂。冷やしてすぐに病院へ！

肉ばなれは、急なダッシュやジャンプをしたときに、筋線維の一部が切れたりさけたりしてしまうけが。**炎症**や**皮下出血**（皮膚の下で起こる出血。内出血）をともなうことも多い。

起こりやすい部分は、太ももの前面にある**大腿四頭筋**、太ももの裏側の**ハムストリング**、**ふくらはぎの筋肉**などだ。

皮下出血が広がると**血腫**という血のかたまりが形成され、治療が長引きやすい。冷やしてすぐに病院へ行こう。軽度なら、2〜3週間の安静後、徐々に部活動やスポーツに復帰できるが、ギプスでの固定や手術が必要な場合もある。

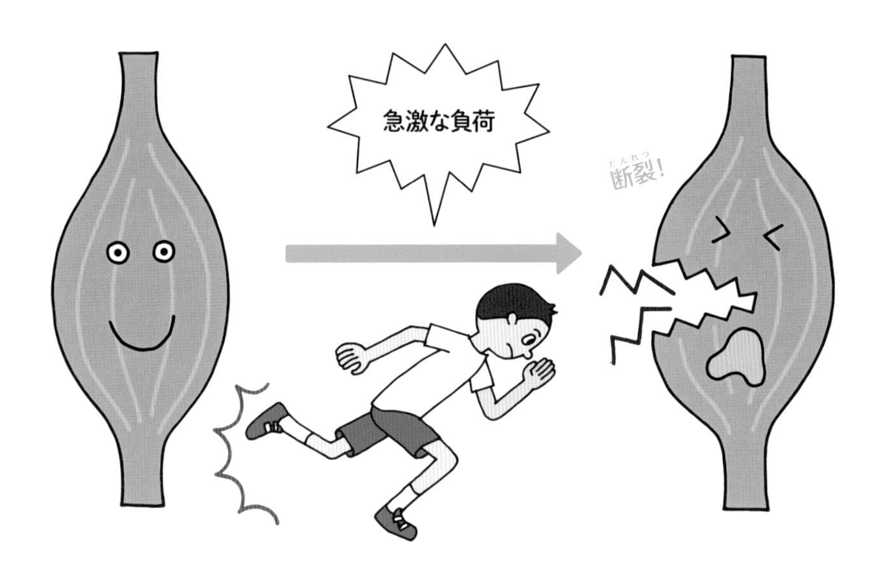

筋肉が急な負荷にたえきれず、さける

ジャンプやダッシュをしようとする直前、曲げた脚のハムストリングはぎゅっと縮んでいる状態だ。ここから急激にひざをのばすと、収縮している筋肉が一気に引きのばされることになる。このとき、筋肉が急な負荷にたえられなくなると、のびることができず、断裂してしまうのだ。

肉ばなれにも程度の差があり、筋線維のごく一部だけが切れることもあれば、筋肉全体が大きく断裂してしまうこともある。

■肉ばなれが起こりやすい部分

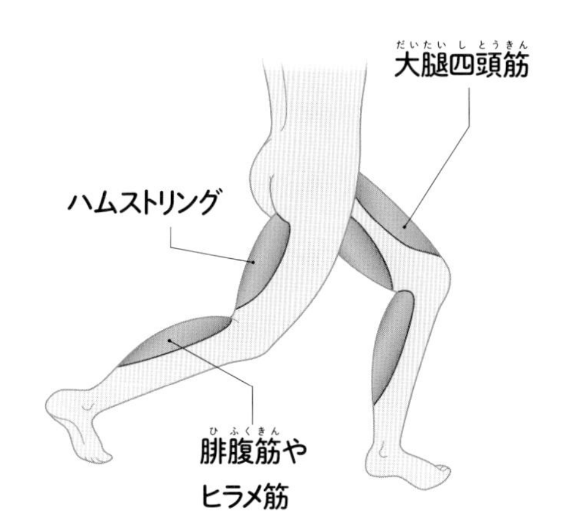

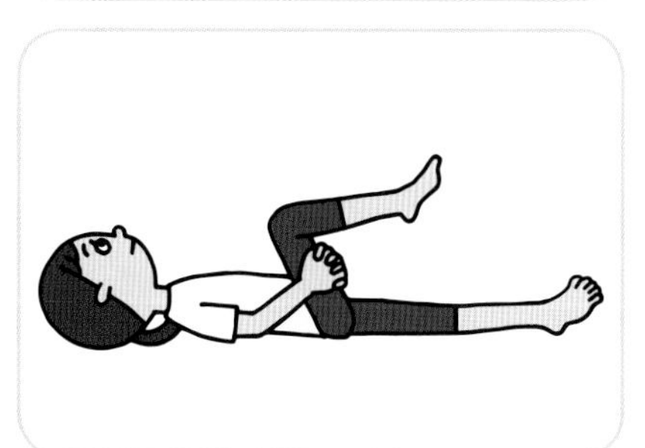

上の2つは、どちらもハムストリングのストレッチ。無理にのばさず、ゆっくりと行おう。

肉ばなれの予防には運動前のストレッチを

肉ばなれの原因としては、ウォーミングアップ不足、筋力の不足やアンバランス、筋肉の疲労や柔軟性の低下などが挙げられる。寒いときも、筋肉の温度が上がらないので肉ばなれが起きやすい。

また、運動選手だけでなく、ふだん運動不足の人が、久しぶりにスポーツをするときにも起こりやすい。

肉ばなれを起こさないようにするためには、運動前に必ず、十分な**ストレッチ**を行うのが有効だ。体が温まり、筋肉はもちろん腱や靭帯の柔軟性も増すため、肉ばなれだけでなく、さまざまなケガの予防につながるのだ。

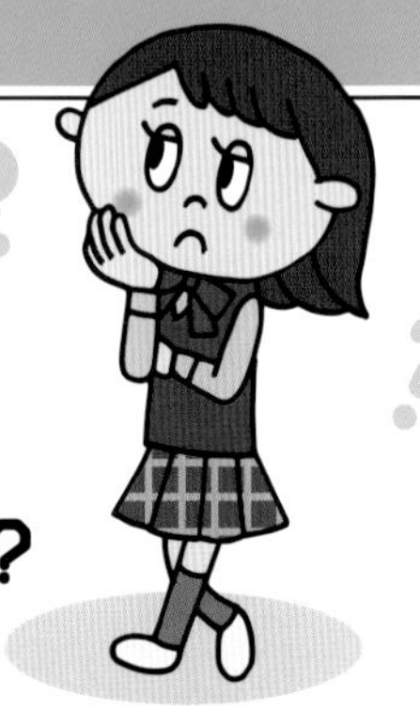

Q アキレス腱って人間の急所なの？切れたら絶対に歩けない？

Ⓐつま先は使えないが、なんとか歩ける

アキレス腱の名前の由来は、『ギリシャ神話』に登場する英雄、アキレス。足の「かかと」以外は不死身だったのに、トロイア戦争でそのかかとをねらって矢を射られ、命を落としたという話だ。

アキレス腱は、**ふくらはぎの筋肉と、かかとの骨をつなぐ腱**で、長さは約10cm。体の中で最も長くて太い腱だ。

アキレス腱が切れてしまうと、つま先立ちや、つま先を使うふつうの歩き方はできなくなる。しかし、足が全く動かせないわけではない。アキレス腱が切れた直後はたいていの人が倒れてしまうが、しばらくすると歩けるようになることもある。

■ふくらはぎの筋肉とアキレス腱

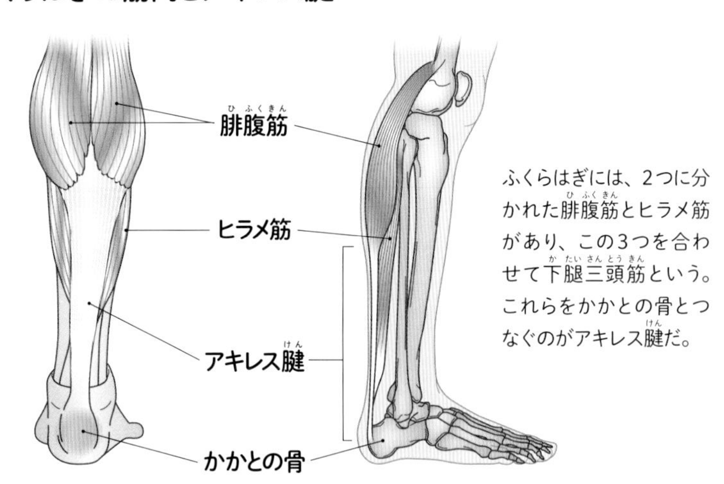

アキレス腱が切れたら、歩いてはダメ！

アキレス腱が切れた瞬間は、棒でたたかれたような強い衝撃を感じることが多い。「バチン！」とか「ブチッ！」という破裂音が聞こえたという人もいる。

ただ、アキレス腱そのものは痛みを感じないため、切れたあとは周囲の皮下出血や炎症による痛みしか起こらない。足がブラブラになって動かせなくなるわけでもない。

しかし、痛みがないからといって歩いてはいけない。つま先をのばした状態で固定して、病院へ行こう。

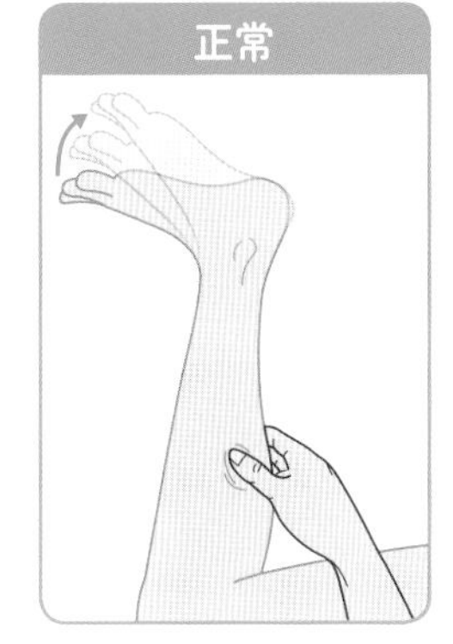

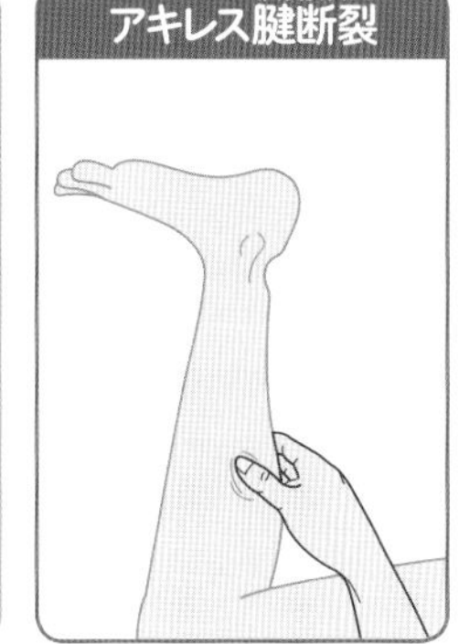

うつぶせになり、ひざを直角に曲げてふくらはぎを強くつまむと、正常なら足首から下が動くが、アキレス腱が切れていると動かない。切れた部分にへこみも見られる。

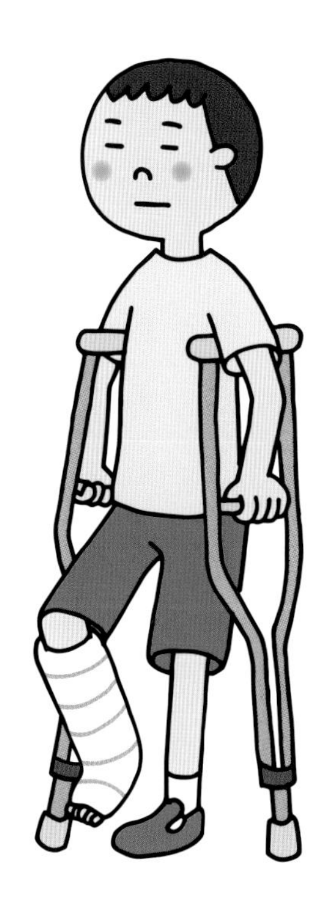

アキレス腱断裂の治療は保存治療か手術

アキレス腱が切れたときの治療方法には、ギプスや装具で固定する**保存治療**と、切れたアキレス腱をぬい合わせる**手術**とがある。どちらの治療方法がよいかは、ケガの程度や状態、何を優先するかによってもちがうので、医師とよく相談して決めよう。

治療を開始してから軽い運動ができるようになるまで、4か月は必要だ。スポーツへの完全復帰には、短くても半年くらいかかる。

Q つき指は大したケガじゃないから、引っ張れば治るんでしょ？

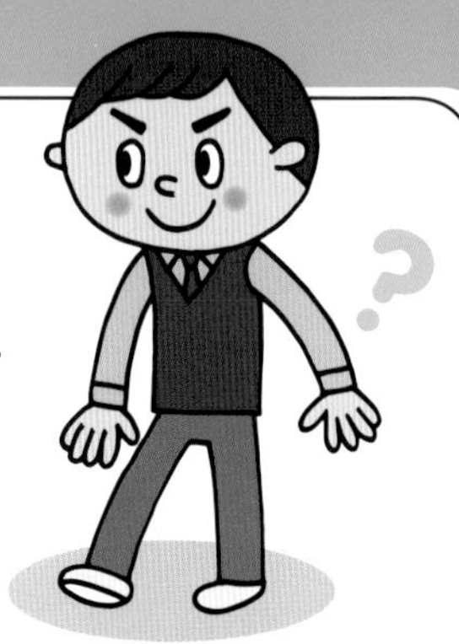

A 引っ張るのはNG! 程度もさまざま

指先にボールや物が当たって起こるケガは、一般に**「つき指」**と呼ばれるが、ケガの内容は、軽い**打撲**や**ねんざ**のこともあれば、**靭帯や腱の損傷**から**脱臼**、**骨折**までさまざまだ。大したケガではないとは言い切れない。

病院での検査後、脱臼や骨折を整復するために医師が引っ張る場合もあるが、絶対に自分でむやみに引っ張ってはいけない。ケガの状態を悪化させ、新たな損傷を加えてしまうことがある。

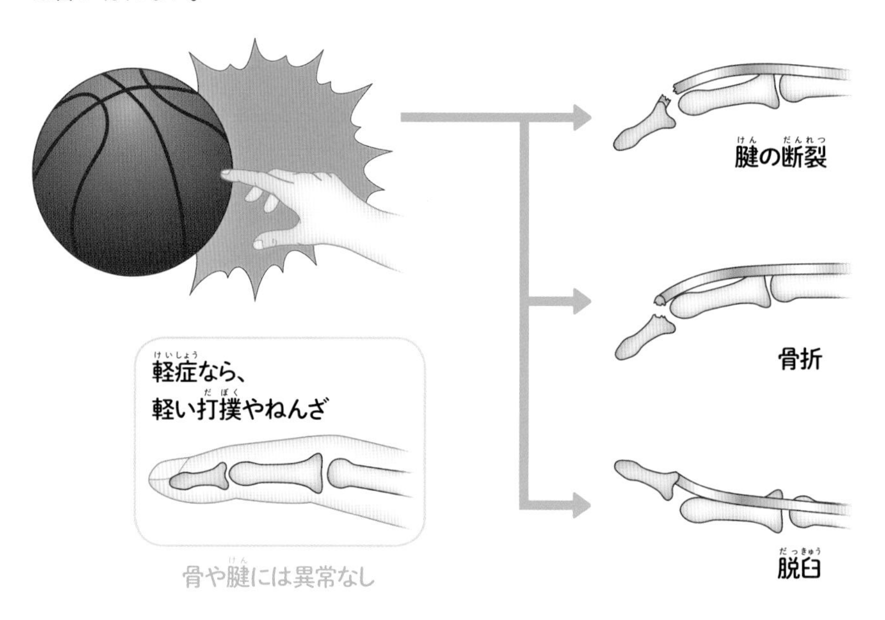

痛みが引かなければ重症の可能性も…

痛む指を自分で引っ張って、何の処置もせずにそのまま運動を続けるのはもってのほかだ。まずは運動を中止して、RICE処置(64ページ)を行おう。

痛めた関節を冷やし、動かさないようにしていても痛みがおさまらないとき、または、右のような症状があるときは、単なるつき指(軽い打撲やねんざ)ではない可能性がある。決して引っ張ったりねじったりせず、動かさないで病院へ行こう。

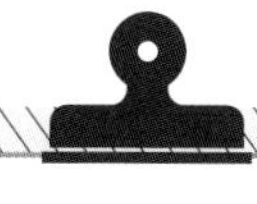

こんなときはすぐ病院へ!

- □ **指の形が変形している**
  ⇒脱臼・骨折の可能性がある!
- □ **はれが大きく皮下出血も多い**
  ⇒骨折・靭帯損傷の可能性がある!
- □ **第1関節が曲がったままのびない**
  ⇒腱の損傷や、関節内の骨折の可能性がある!
- □ **親指のつけ根をつき指した**
  ⇒靭帯が完全に切れている場合、手術が必要なことも!

■受傷しやすい部分

指のケガは関節部分やつめの周りなどに起こりやすい。つき指は、どの指でも起こるが、いちばん外側にある親指や小指に特に多く見られる。

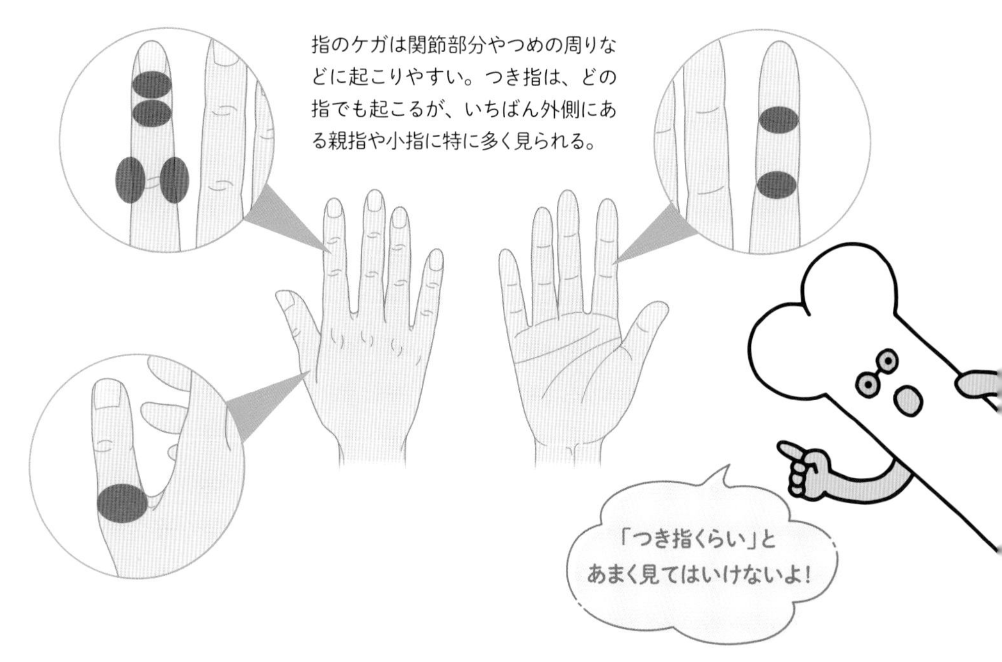

Q ケガをしたときのRICE処置って何？具体的にはどんなふうにするの？

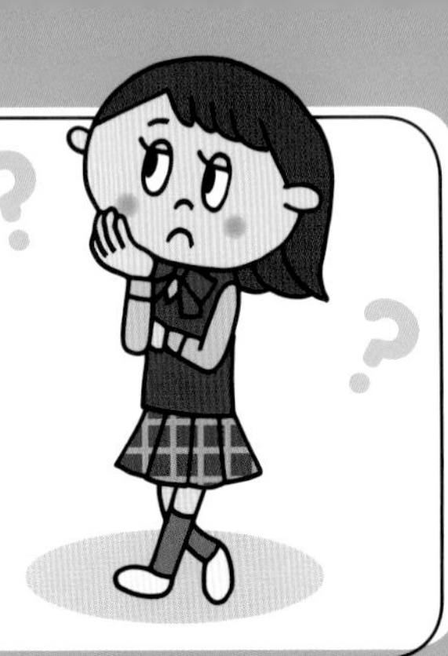

A 安静・冷却・圧迫・挙上がRICE処置

病院へ行くまでの間、ケガによる損傷やはれ、痛みを最小限にとどめるために行うのが応急処置だ。その基本的な4つの行動を、頭文字をとってRICEという。**Rest**（安静）、**Ice**（冷却）、**Compression**（圧迫）、**Elevation**（挙上）の4つだ。

ケガをしたあともプレーを続けたり、そのまま放置したり、症状が悪化してから受診したりすることは、回復が遅れる原因になる。すばやく適切な処置を行えるよう、やり方を頭に入れておこう。

スポーツによるケガは、
スポーツ外傷と
スポーツ障害の
大きく2つに
分けられるぞ。

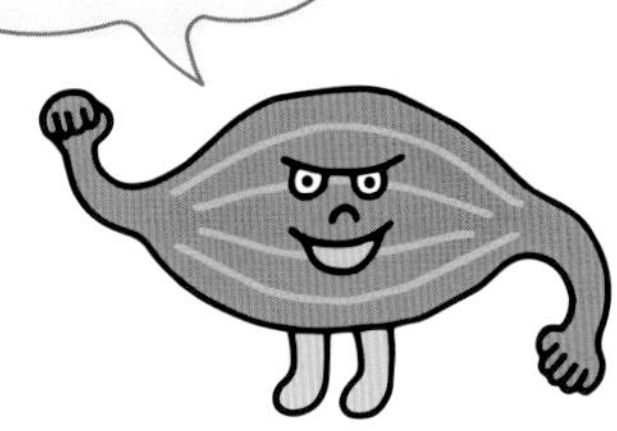

スポーツ外傷

一度または数回の、強い衝撃によって起こるケガ。

（例）

- **ねんざ**
- **肉ばなれ**
- **骨折**
- **脱臼**　など

スポーツ障害

くり返し加わる軽いストレスによって起こるケガ。

（例）

- **オスグッド病**
- **野球ひじ**
- **ジャンパーひざ**　など

RICE処置の具体的な方法

ケガをしたらすぐに運動をやめ、まずは**安静**にすること。患部（ケガをした部分）を動かさないことが大切だ。

次に、皮下出血や炎症をおさえるための**冷却**と**圧迫**を行おう。さらに、患部をできるだけ心臓より高い位置にもち上げる**挙上**によって、内出血によるはれを防いだり、痛みを軽くしたりすることができる。

注意すべきなのは、冷やしすぎと圧迫しすぎ。そして、RICEはあくまでも応急処置であり、治療ではないことを忘れずに。状態に応じて病院で受診しよう。

Rest（安静）

まずは患部に体重がかからない体勢に。また、患部を動かさないようにする。段ボールなどを使い、関節を少し曲げた状態にしてもよい。

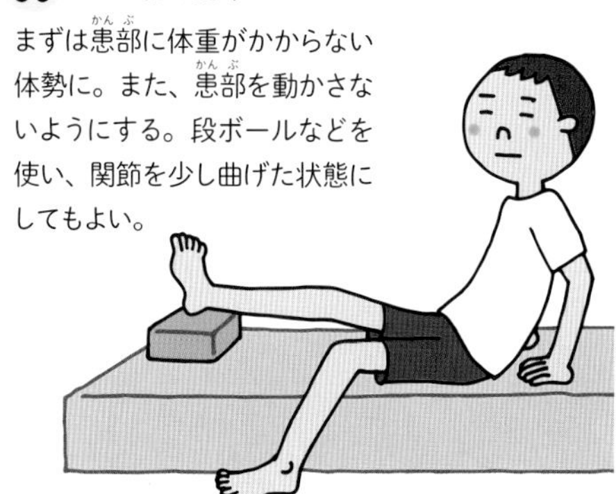

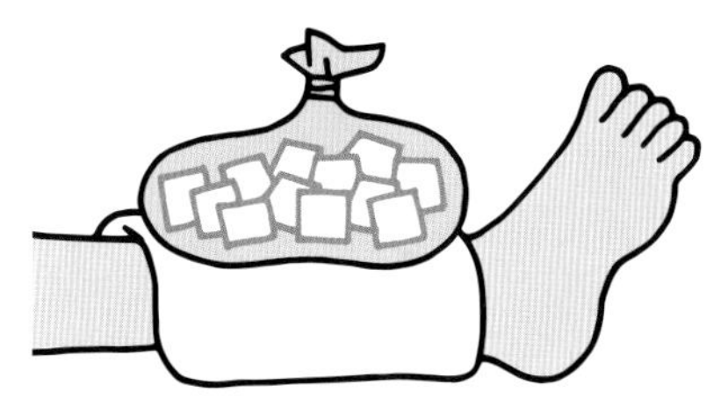

Ice（冷却）

痛みをやわらげ、皮下出血や炎症をおさえるため、患部と周辺を氷で冷やす。凍傷にならないよう、冷えて無感覚になったら一度氷を外し、再び痛みが出たら当てる。

Compression（圧迫）

はれをおさえるため、弾性包帯やテーピングなどで、患部を圧迫しながら巻く。きつくなりすぎないよう注意。患部に氷を固定するとき同時に行ってもよい。

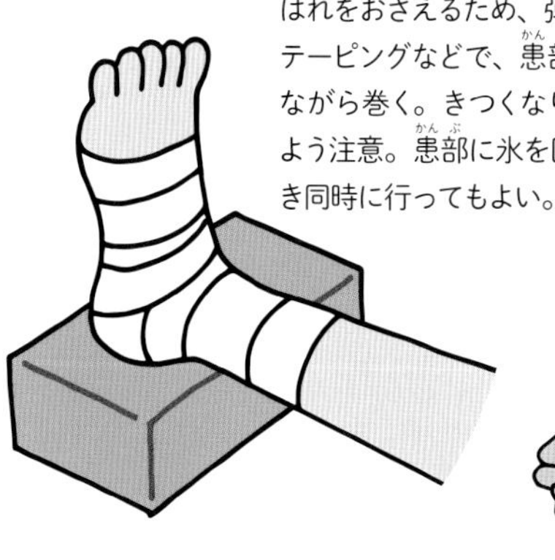

Elevation（挙上）

机、いす、クッションやまくらなど、物を使って、患部を心臓よりも高い位置に上げる。皮下出血によるはれを防ぎ、痛みを軽減させる効果がある。

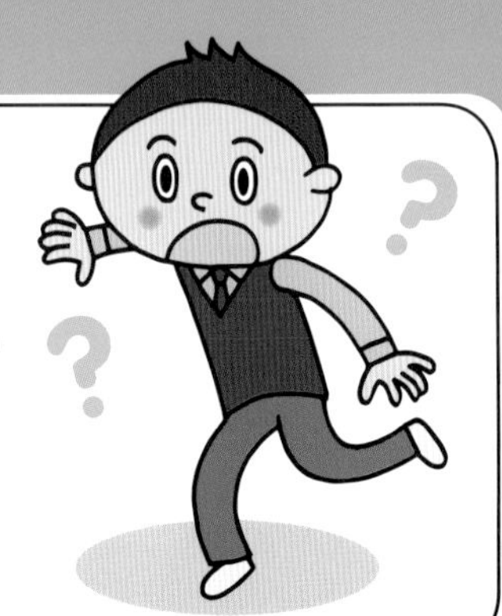

Q 部活のあとで、よくひざが痛くなる。これって成長痛？自然に治るの？

Ⓐ お皿の下の痛みは、オスグッド病かも

成長痛が最も多く現れる時期は、4〜6歳。13歳以降では、ほとんど見られない。スポーツをしている中学生で、ひざのお皿の下の骨のあたりに痛みがあるなら、**オスグッド病**のほうが可能性が高い。

オスグッド病は、オーバーユース（使いすぎ）による**成長期スポーツ障害**の代表的な病気だ。成長痛とちがって、原因を放置すると自然には治らない。成長痛だと思いこんで、きちんと治療を受けないと、あとあとまで痛みが残ってしまうことがあるので気をつけよう。

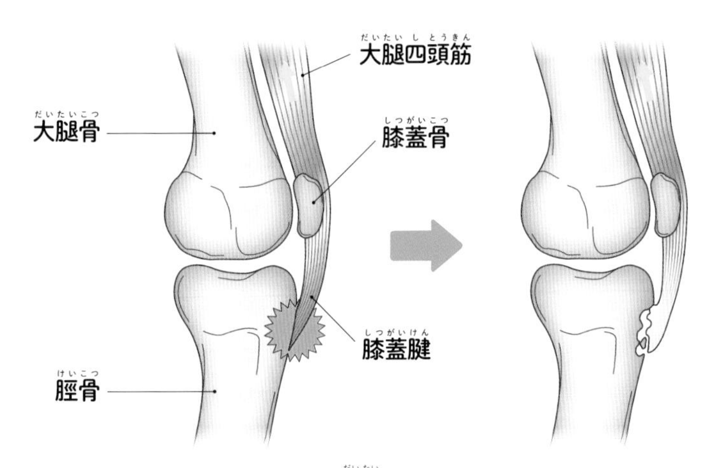

ジャンプなどの動きによって、大腿四頭筋が、脛骨との接続部分である膝蓋腱を強く引っ張る。

何度もくり返し引っ張られることによって、膝蓋腱の近くの軟骨（骨端線）がはがれる。

オスグッド病は成長期にしか起こらない

オスグッド病は、スポーツをする中学生男子に多く発生する。キックやジャンプをくり返すことで、大腿四頭筋（だいたいしとうきん）の下端（かたん）の腱（けん）がすねの骨を強く何度も引っ張るため、すねの骨の軟骨（なんこつ）（骨端線（こったんせん））の一部がはがれてしまう病気だ。

成長期は、まだ骨が完全にできあがっていないため、関節付近に軟骨（なんこつ）の部分があり、成長を続けている。オスグッド病では、この軟骨（なんこつ）がはがれて痛みが生じるのだ。骨の成長が完了（かんりょう）すると、オスグッド病は起こらなくなる。

痛みはスポーツ能力の
低下と直結する。
がまんして運動を続けず、
すみやかに治療（ちりょう）を
受けよう！

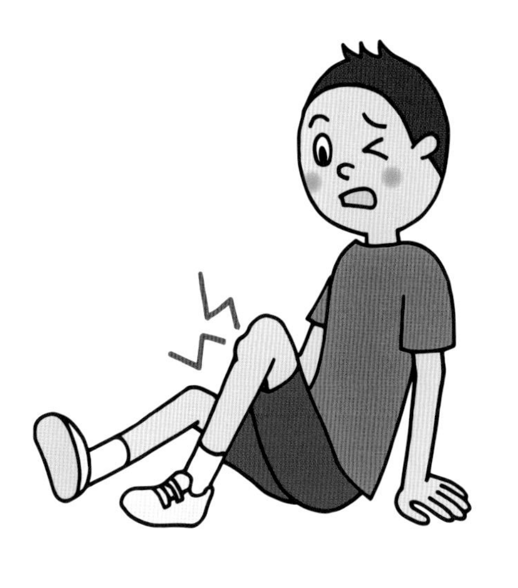

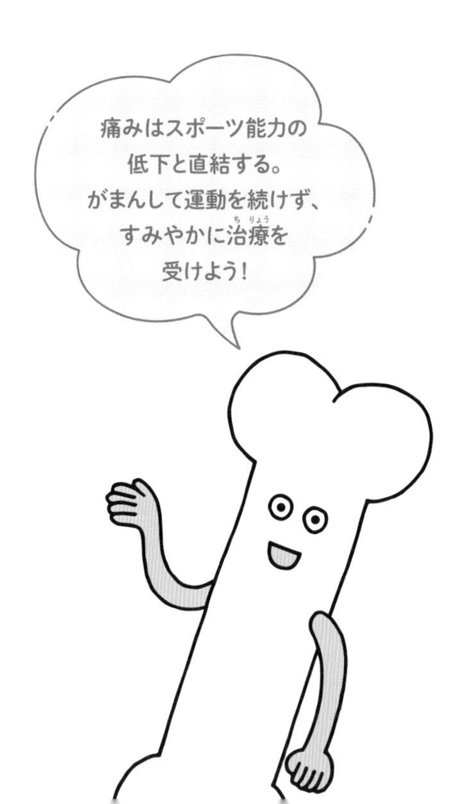

成長痛とのちがいははれや赤み、痛みの長さ

成長痛は、おもに3〜12歳（さい）の子どもに見られる原因のわからない足の痛み。はれや赤みは見られず、検査でも異常がない。痛みは夕方から夜に始まり、30分〜1時間くらいで消えてしまう。

一方、オスグッド病では、ひざのお皿の下の骨が少しずつ外側へ飛び出し、運動中や運動後に、はれや強い痛みが起こる。初期なら短期間のスポーツ制限で治るが、症状（しょうじょう）が進むと長期間の安静や装具が必要になる場合もある。

痛みが長く続く、はれや赤み、熱があるといった場合は、オスグッド病に限らず、ほかのケガや病気の可能性もあるので、病院へ行こう。

「しびれ」はなぜ起こる?

感覚神経や運動神経に不具合が起きたり、ダイレクトに衝撃が加わったりすることが、しびれの原因。

長時間、慣れない正座をして、足がしびれて立てなくなる。だれでも一度はそんな経験があるでしょう。正座による足のしびれは、すねに自分の全体重がかかることで、脚にある太い動脈が圧迫され、血行不良になるために起こります。

脚には、痛みや熱などを感じる知覚神経と、筋肉を動かす運動神経が通っています。血行不良が起こると、それらの神経に十分な酸素が届かず、一時的にまひ状態になってしまうのです。

しびれ始めの「チクチク」「ピリピリ」とした感じは、「このままだと機能が低下してしまうよ」という神経からの警告。無視していると、やがて何も感じなくなります。そして、立ち上がろうとおしりを上げると、一気に血流が再開して知覚神経が復活。あのジンジンするしびれがおそってくるのです。正座から立ち上がれなくなるのは、まひの残る運動神経が、まだ足首の筋肉をうまく動かすことができないからです。

もう一つ、よく経験するものとしては、ひじをぶつけたときのしびれがあります。ひじから薬指と小指に伝わるジーンというあのしびれは、尺骨神経という神経が起こしています。

ひじ関節の内側の出っ張った部分では、うすい皮膚のすぐ下にある骨の上を尺骨神経が通っています。ふつう、神経は体の深いところを通っているのですが、ここは浅いところに神経があるため、ぶつけた衝撃がダイレクトに神経を直撃。あの独特な痛みとしびれを感じるのです。

ちなみに、しびれを起こすポイントは、上腕骨の内側の一部分。上腕骨は英語で「humerus」で、つづりは少しちがうものの、「おかしな」という意味の単語「humorous」と同じ発音です。そのため、「ぶつけるとしびれるおかしな骨」として、英語圏の人々には「funny bone」と呼ばれています。

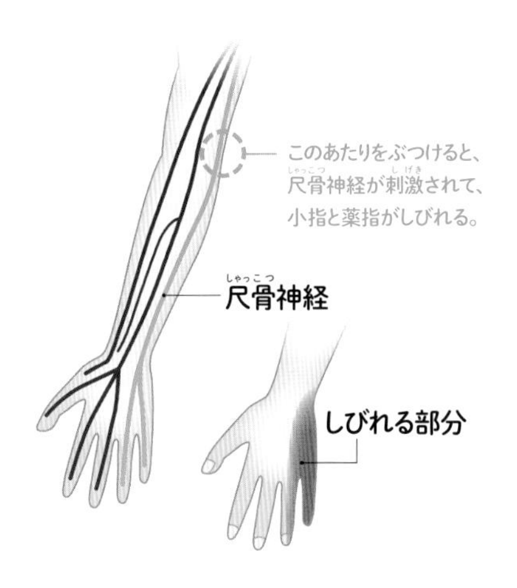

PART 4

運動器をきたえよう

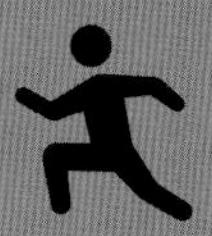

体の機能は、使わずにいると自然におとろえていく。
一生モノの健康な体をつくり、保っていくためには、
適度に体を動かして運動器をきたえることが大切だ。

PART 4 運動器をきたえよう

ボディビルダーは何を目指す？

僧帽筋(そうぼうきん)なみじゃないよ！
腹筋板チョコ！
ハムケツ切れてる！
カーフでかいよ！
三角チョコパイ！
ボディビル大会の動画、やっぱサイコーだな！
あ、知ってる。変なかけ声のやつ！
じつは私も筋肉好きなんだ。

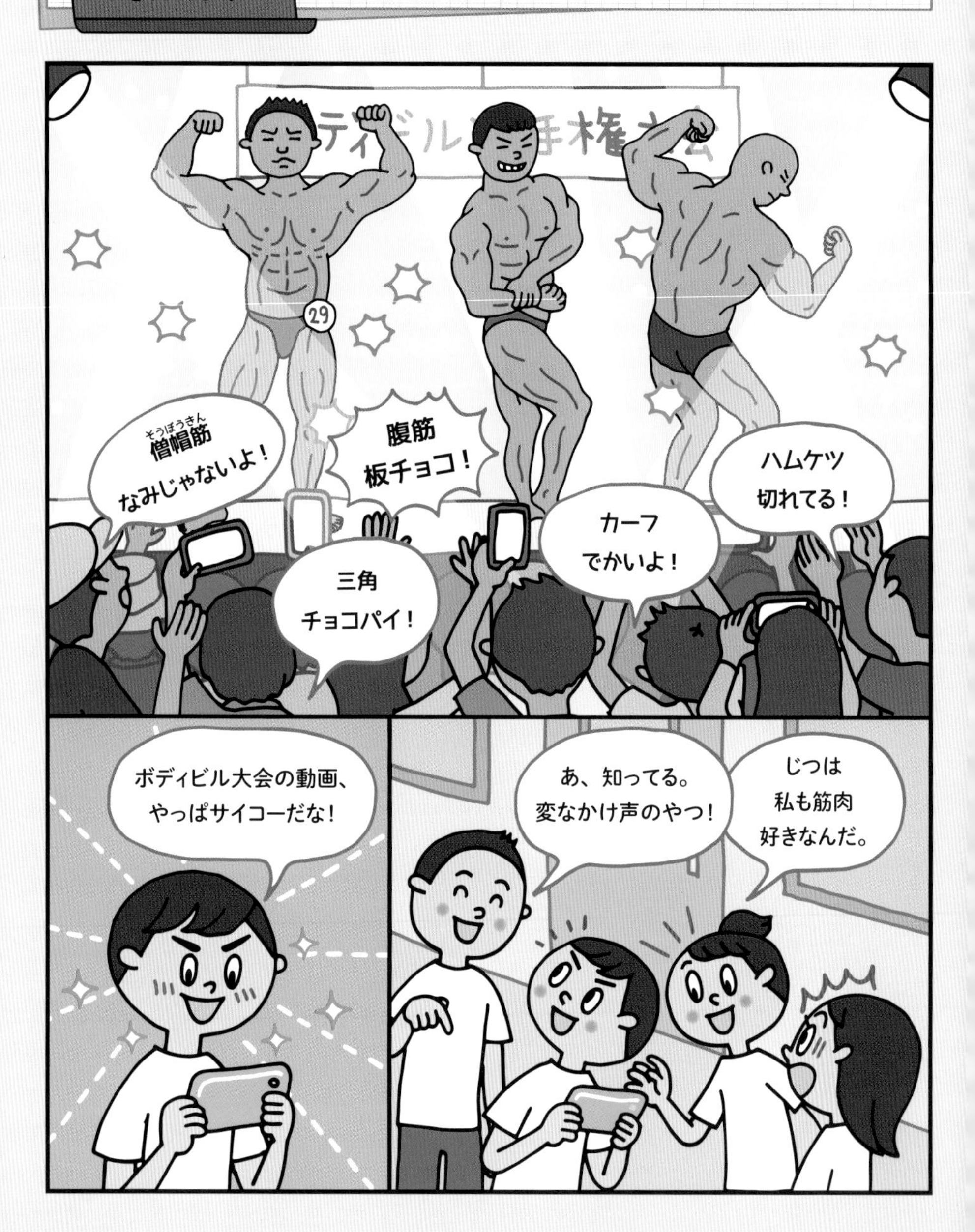

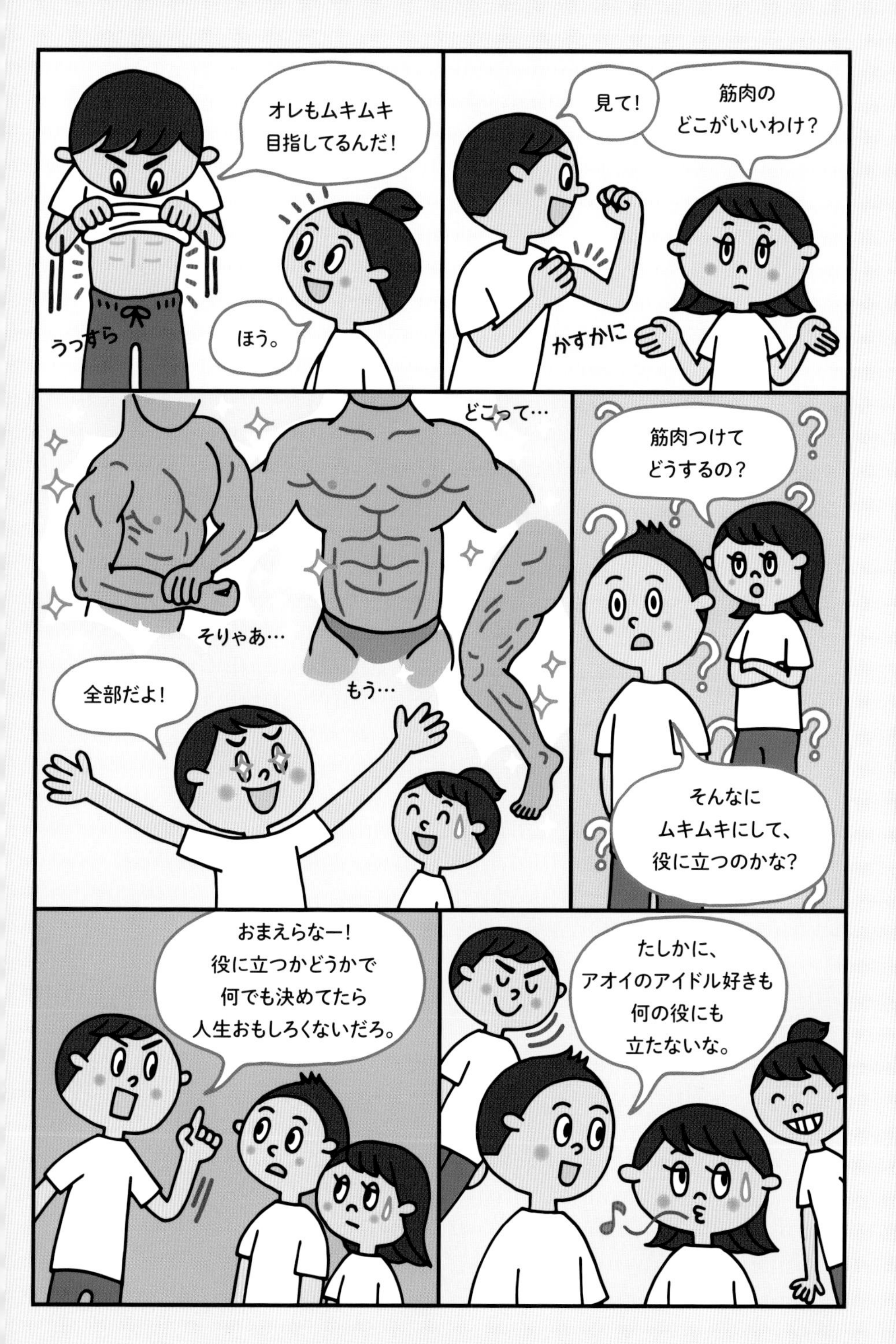

オレもムキムキ
目指してるんだ!
うっすら
ほう。
見て!
筋肉の
どこがいいわけ?
かすかに
どこって…
そりゃあ…
もう…
全部だよ!
筋肉つけて
どうするの?
そんなに
ムキムキにして、
役に立つのかな?
おまえらなー!
役に立つかどうかで
何でも決めてたら
人生おもしろくないだろ。
たしかに、
アオイのアイドル好きも
何の役にも
立たないな。

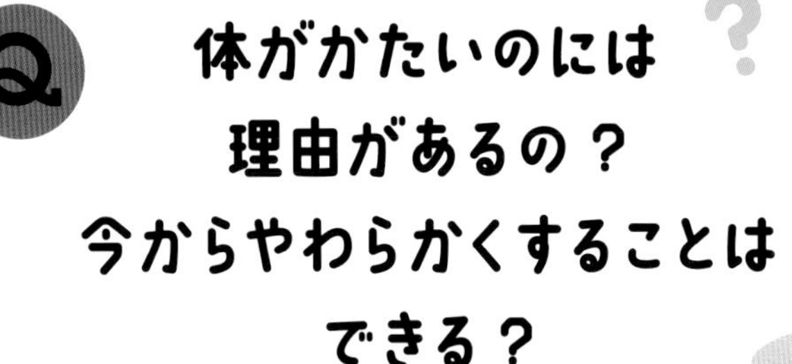

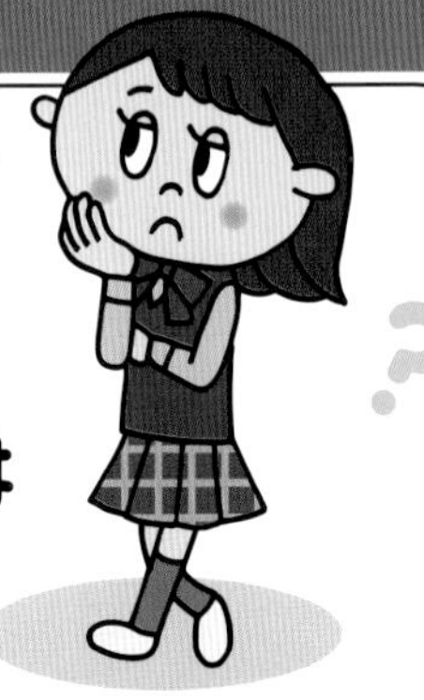

Ⓐ関節は無理。筋肉はやわらかくできる

体が「かたい」「やわらかい」のちがいに大きく関係するのは、おもに関節と筋肉だ。関節が動く範囲(はんい)は、腱(けん)や靭帯(じんたい)がどの程度の強さ（かたさ）で関節をとどめているかという、人それぞれの体質によるため、トレーニングで変えるのは難しい。

しかし、筋肉のかたさは、運動不足によって筋線維(きんせんい)が縮んだままかたくなり、のびにくくなっているだけなので、ストレッチを続ければ、やわらかくすることが可能だ。

酢(す)を飲むと
体がやわらかくなる
というのは迷信。
しかし筋肉の疲労(ひろう)回復には
役立つぞ。

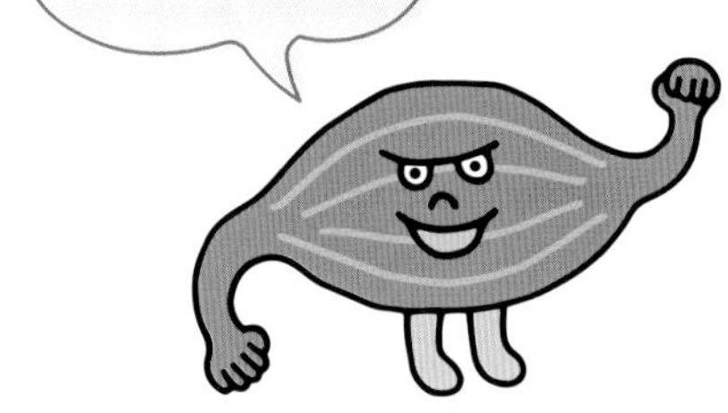

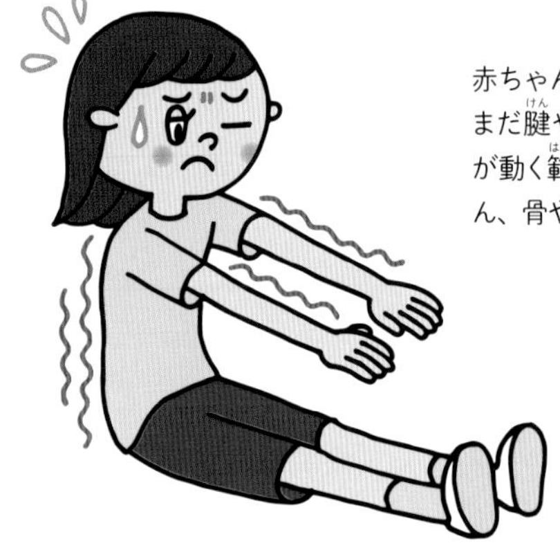

赤ちゃんの体がやわらかいのは、まだ腱(けん)や靭帯(じんたい)が未発達で、関節が動く範囲(はんい)が大きいから。もちろん、骨や筋肉も未熟な状態だ。

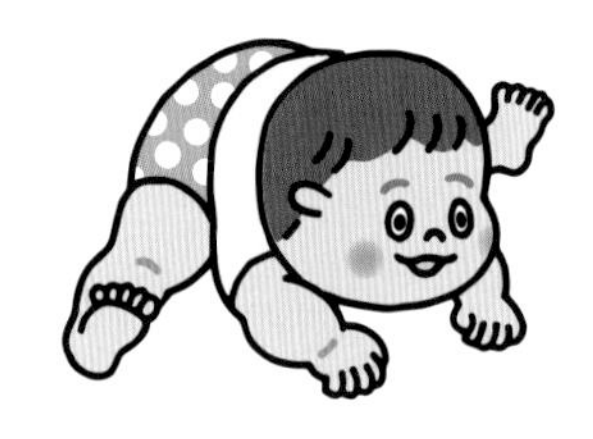

体はある程度は やわらかいほうがいい

関節と筋肉、両方のやわらかさを合わせもつ人は、スポーツやダンスに有利なことが多い。筋肉に柔軟性があると、ケガのリスクも低くなる。

しかし、関節の可動域が広いということは、関節の骨をつなぎとめている腱や靭帯がやわらかいということでもある。だから、体がやわらかい人のほうが、ねんざをしやすいともいえるのだ。

体はある程度やわらかいほうがいい。ただ、やわらかければやわらかいほどいいということでもない。

ストレッチの注意点

□ **呼吸を止めない**
息を止めると体は緊張状態になる。自然な呼吸を続けよう。

□ **反動を使わない**
勢いをつけて急激にのばすと、故障の原因に。

□ **痛くなるまでやらない**
やりすぎも故障の原因。「痛気持ちいい」程度が効果的。

□ **のばしている部分を意識する**
意識することで、神経と筋肉・関節との調和がとれる。

中学生におすすめの簡単ストレッチ

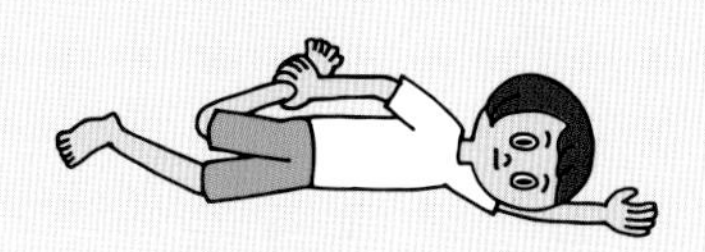

太ももの前面をのばす

横向きに寝て、上側のひざを曲げる。曲げた脚と同じほうの手で足の甲をもち、気持ちのいいところまでのばす。

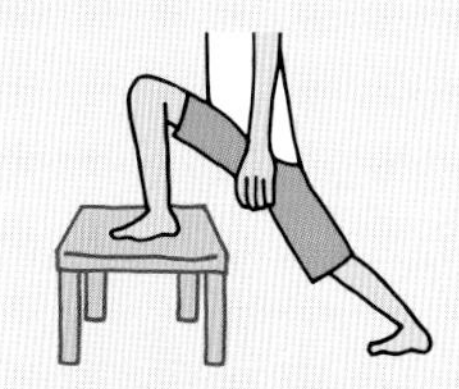

太ももの裏側をのばす

1mほどはなれた位置から、片方の足をいすに乗せ、上半身を前傾させる。背中は丸めないようにする。

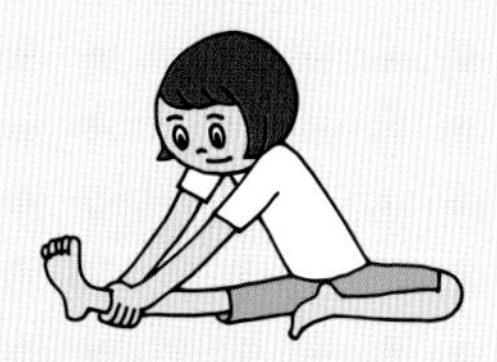

脚の裏側をのばす

すわった姿勢で片足を内側に曲げ、もう片方はまっすぐにのばす。のばした足のほうにゆっくりと上体をかたむけていく。

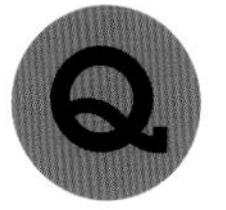

体幹とか インナーマッスルとか よく聞くけど、それって何？

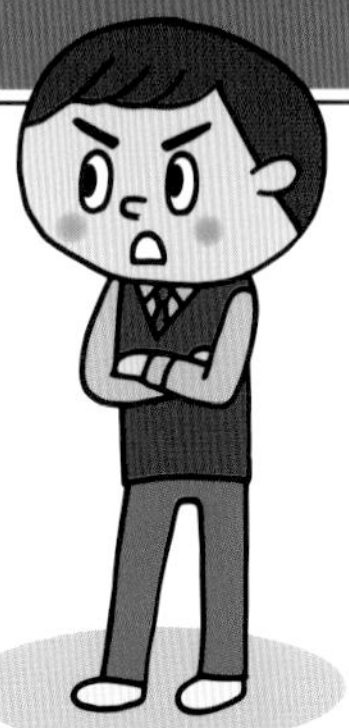

Ⓐ インナーマッスルは体の深部の筋肉

体幹という言葉の本来の意味は、胸からおしりまでをふくむ胴体のこと。しかし「体幹トレーニング」や「体幹をきたえる」というときの「体幹」という言葉は、**体の深部にある内臓の周りの筋肉**のことを意味している。

インナーマッスルは、体の表面ではなく、深い部分にある筋肉、**深層筋**のこと。したがって、「体幹」とほぼ同じ意味だ。ただし、インナーマッスルは、胴体の部分（体幹）に限らず、腕や脚などもふくむさまざまな部位の深層筋を指す。

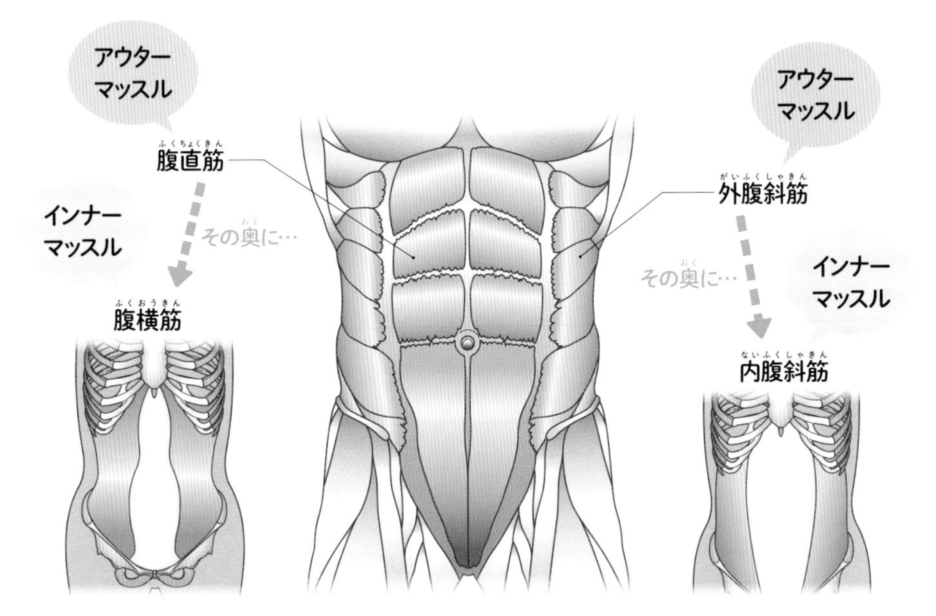

アウターマッスルとインナーマッスル

力こぶや腹筋のように、体の表面近くにあるのは**アウターマッスル**だ。その存在を目で見ることができる。一方、深部にある**インナーマッスル**を確認するのは難しい。

しかし、アウターマッスルの下ではいつもインナーマッスルがいっしょに動き、姿勢の保持や動作のサポート、呼吸や内臓の安定したはたらきを支えている。どちらの筋肉もバランスよくきたえることが、スポーツにも健康のためにもおすすめだ。

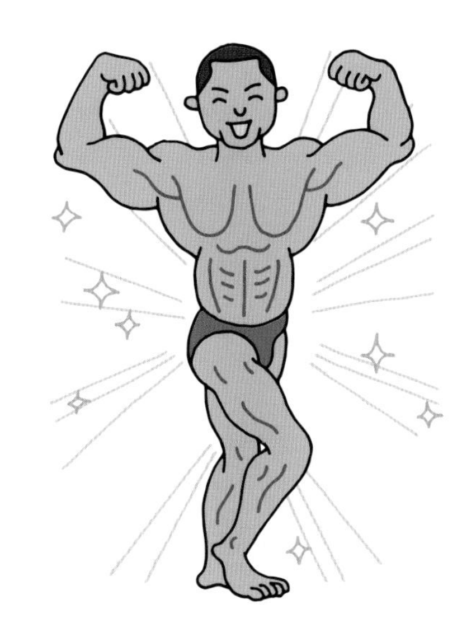

体幹トレーニングで体のバランスが向上！

体幹トレーニングは、インナーマッスルをきたえるトレーニングだ。体幹トレーニングをすると、体のバランスが向上するため、体の使い方がうまくなる。

スポーツに関しては、ボールを投げるスピードや走るスピードが速くなる、ジャンプ力が上がるなどの効果が期待できる。動作の精度が高くなるため、つかれにくく、ケガもしにくくなる。肩やひざを痛めていてもできるというのも、体幹トレーニングのよいところだ。

姿勢がよくなる、基礎代謝が上がるなど、美容的な効果もある。

スポーツへの効果

- 安定性が高まる
- 力を発揮しやすくなる
- つかれにくくなる
- 息切れしにくくなる
- ケガをしにくくなる

美容的な効果

- 姿勢がよくなる
- 基礎代謝が上がる
- おなかがへこむ
- くびれができる

LET'S TRY!

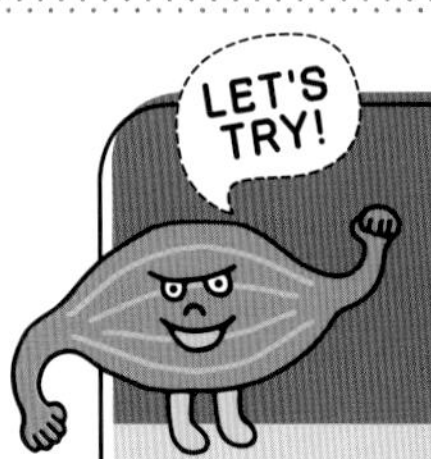

中学生におすすめ!!
体幹トレーニング①

スクワット Squat

どんなトレーニング？

スクワットは、太ももの大腿四頭筋（だいたいしとうきん）を中心に、腹筋や背中の筋肉、そして下半身の筋肉を総合的にきたえることができる、筋トレの王道ともいえるトレーニング。スポーツをしている中学生にはもちろん、おなかから下半身をシェイプアップしたい人には最もおすすめのメニューだ。

足を肩幅（かたはば）に開いて、背中を曲げないように腰（こし）を落とす。慣れないうちは少しきつい動きだが、できる回数から始めよう。

腕（うで）は肩（かた）の高さに上げる。
背筋は まっすぐに
足は肩幅（かたはば）に開く
息を吸いながら…
背中をそらせないで…
おしりをつき出すように腰（こし）をしずめる

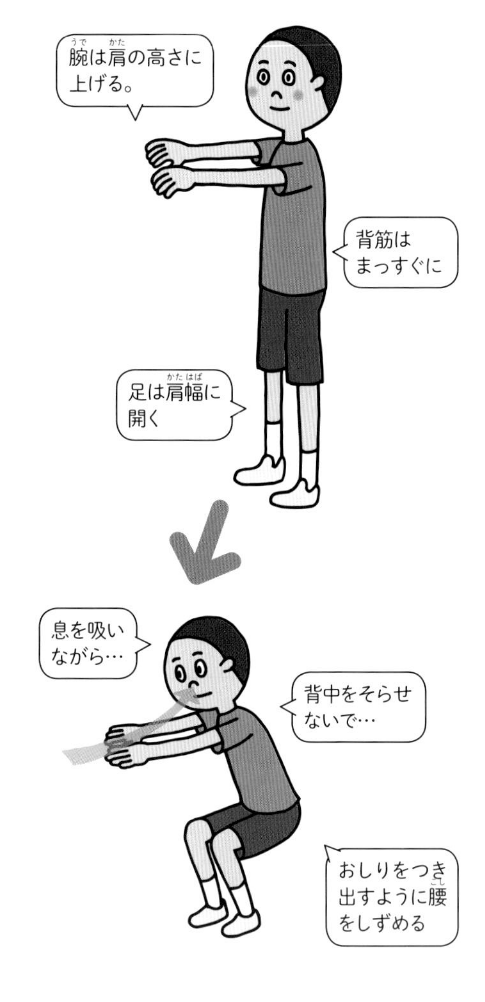

How To **正しいやり方**

1. 肩幅（かたはば）か、やや広めに足を開く。両手は前に出して肩（かた）の高さに上げる。
2. 息を吸いながら、おしりをつき出すイメージで、太ももが地面と平行になるまでひざを曲げる。
3. そのまま2秒停止。
4. ゆっくりと息を吐（は）きながらもとにもどる。

スクワットの効果は？

下半身の筋肉がまんべんなく強化され、ふんばる力や体のバランスが向上する。安定した軸を使って、強いスイングやシュート、キックができるようになる。

また、脚には体の約半分の筋肉が集まっているため、基礎代謝も大幅にアップ。体重を減らしたい人は、食事制限よりもスクワットがおすすめだ。しっかり背中をのばして行えば、おなかがへこみ、太ももがしまり、ヒップラインも整ってくる。

Good!
顔は前を向く
背中はまっすぐ
ひざはつま先より前に出さない

Bad!
腰がそりすぎ

Bad!
背中が丸まっている
ひざがつま先より前に出ている

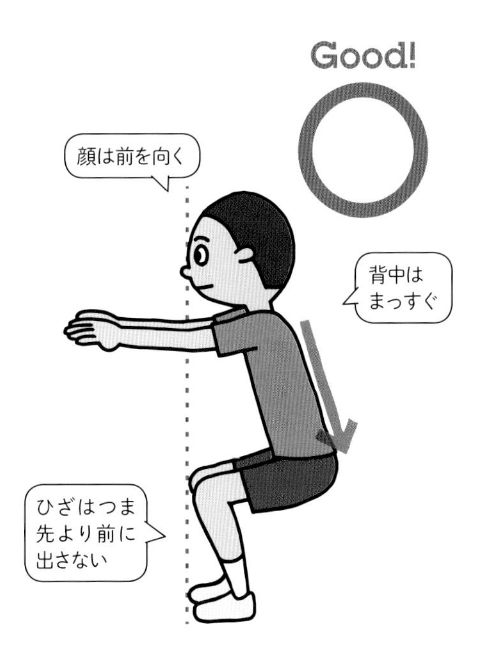

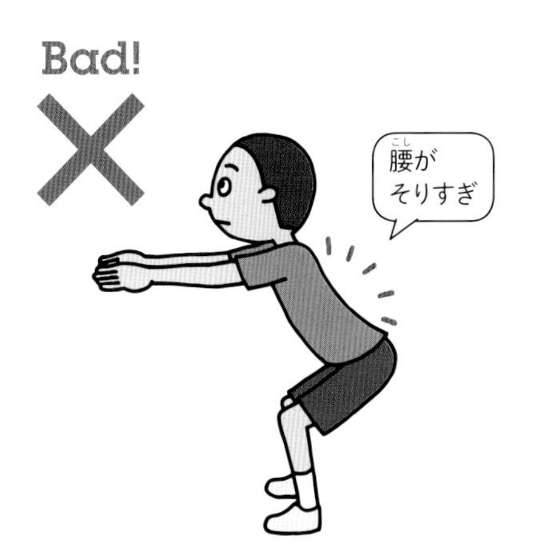

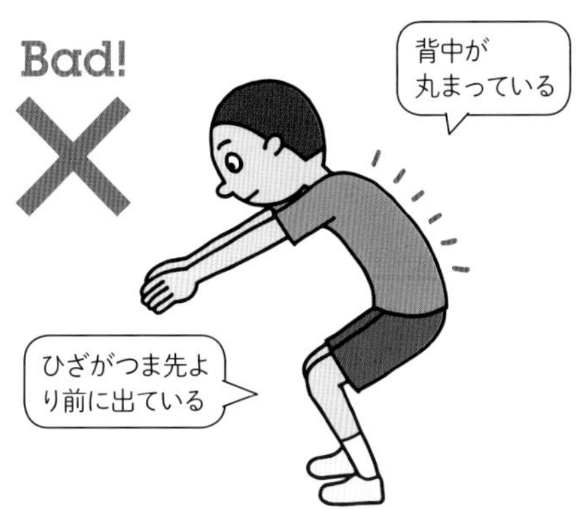

スクワットの注意点は？

顔は必ず正面に向け、背中を丸めないように気をつけよう。また腰をそらせずに、おしりをつき出すイメージでゆっくりとしずむこと。曲げたひざがつま先より前に出ていると、故障の原因になるので注意が必要だ。

スクワットに限らず、中学生の筋トレは、成長期の軟骨に負荷をかけないことが大切。ダンベルやバーベルといった道具は使わず、自分の体重だけを使って行う自重トレーニングが基本だ。つかれるまで行わないこと、ストレッチをすること、食事をしっかりとることも忘れないようにしよう。

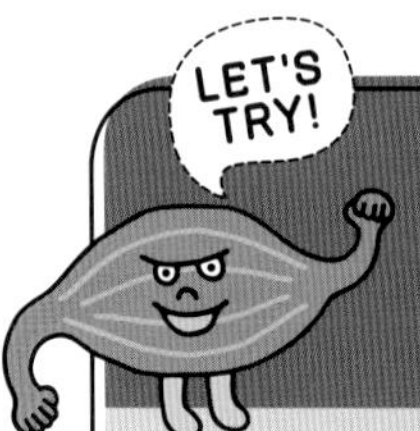

中学生におすすめ!!
体幹トレーニング❷

ドローイン Draw in

どんなトレーニング？

ドローインは、おなかをへこませたままで腹式呼吸をするというトレーニング。いつでも、どこでも、だれにでもできるうえに、簡単で効果が高い。

呼吸の動きを利用して、おなかの最も深いところにある腹横筋（ふくおうきん）と、その周囲の腹斜筋（ふくしゃきん）、骨盤底筋（こつばんていきん）などをきたえることができる。

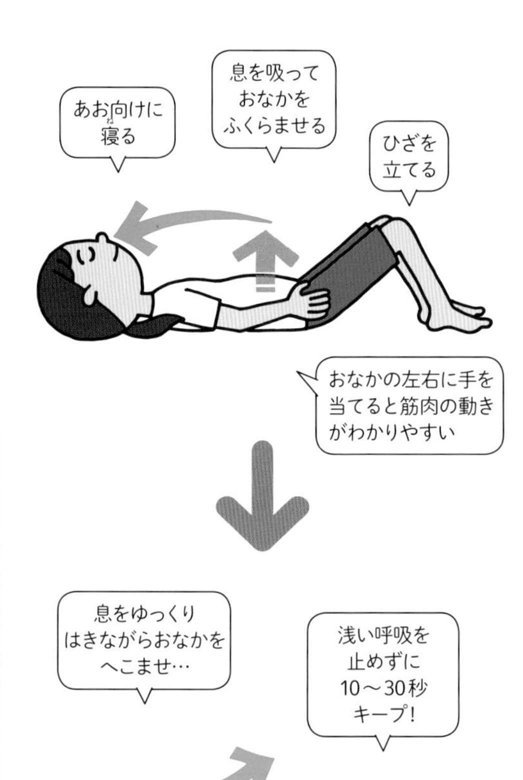

How To　**正しいやり方**

1. あお向けに寝（ね）て、ひざを立てる。
2. 息を大きく吸い、おなかをふくらませる。
3. 息を口からゆっくりと吐（は）きながら、おなかをへこませる。
4. へこませた状態をキープして、浅い呼吸を10～30秒続け、もとにもどす。

中学生なら、10～30秒を3セットくらいを目安に行うとよい。

ドローインの効果やメリットは？

ドローインの最大のメリットは、場所を選ばないこと。朝起きたとき、寝る前、そして立っていてもすわっていても、いつでもどこでもできる。運動が苦手な人にも簡単にできて、続けやすいことも大きなポイントだ。

体幹のインナーマッスルがきたえられるので、運動に必要な体のバランスがよくなり、深い呼吸ができるようになる。また、姿勢がよくなり、おなかがへこみ、ウェストが引きしまって、基礎代謝も上がるなど、見た目の美しさにも役立つ。

■すわって行うとき

へこませたときに呼吸を止めない

いすに浅く腰かける

■立って行うとき

前かがみにならない
腰をそらせない
足を肩幅に開いて立つ

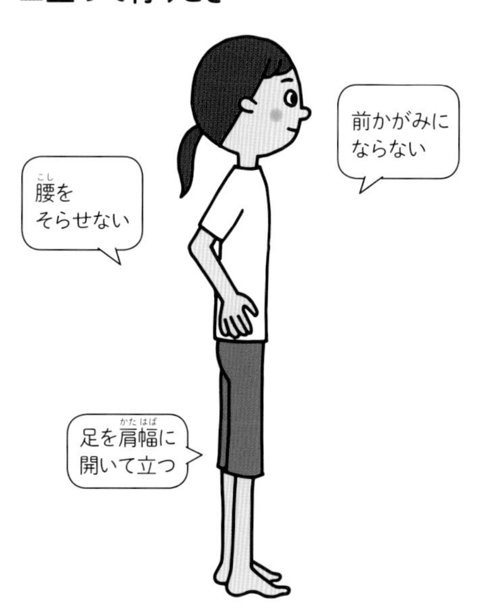

腹筋運動とはどこがちがうの？

あお向けになって上体を起こす腹筋運動は、アウターマッスルの腹直筋をきたえるトレーニング。いわゆるシックスパックをつくるのには役立つが、インナーマッスルへの効果は低い。

ドローインでおなかをぎゅっとへこませ、姿勢を安定させるときに使うのは、腹横筋や腹斜筋などのインナーマッスル。腹筋運動とドローインを組み合わせることで、外側と内側の両方を効果的にきたえることができる。

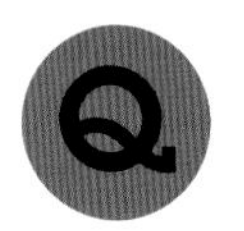

最近よく聞く スマホ猫背って、どういう状態のこと？直す方法はある？

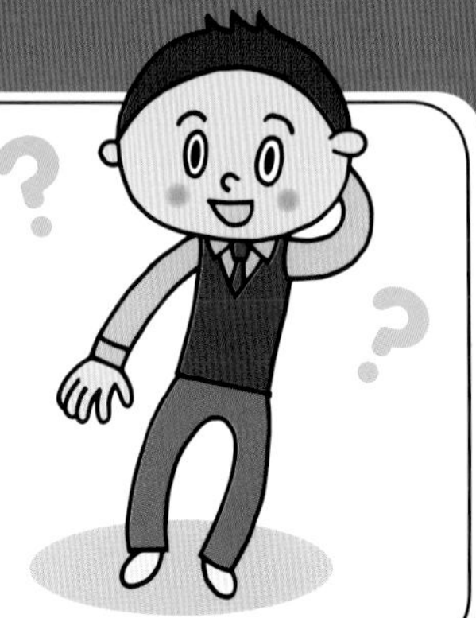

Ⓐ肩こりの原因にもなるスマホ猫背

スマートフォン（スマホ）やパソコンを使う時間が長くなったせいで、**猫背**の人が増えている。気づかないうちに姿勢がゆがみ、スマホを見ていないときも、だらしない立ち方やすわり方になってしまう。

姿勢が悪いと、見た目が悪いだけでなく、呼吸が浅くなったり血行が悪くなったりするため、健康にも悪い。肩こりにもなりやすいのだ。まずは自分の姿勢をチェックしてみよう。

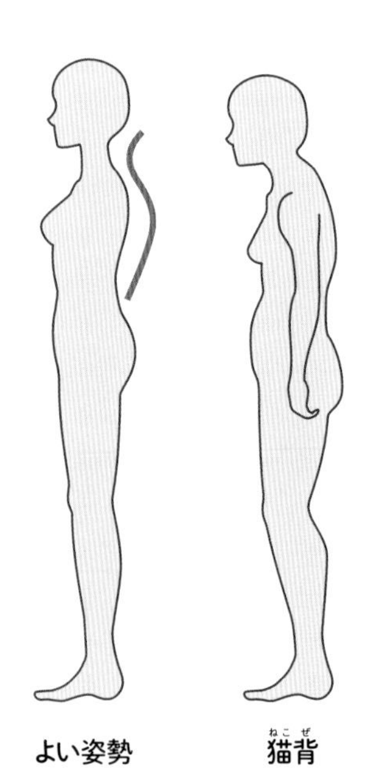

猫背チェック!

壁に頭、肩、おしり、かかとをつけて立ってみよう。

- □後頭部が壁につかない
- □肩が前に出ている
- □あごが上がって、上を向いてしまう
- □腰が痛い
- □腰と壁の間に空間がない
- □腰と壁の間に、てのひら2枚分以上の空間がある
- □ひざが前に出ている
- □前に倒れそうになる

※2つ以上当てはまる人は猫背の可能性が高い。

ふだんの姿勢に注意！

すわってスマホを見るとき、また、勉強したり本を読んだりするときにやりがちなのが、頭だけをスマホや本に近づけ、背中と腰を丸める姿勢だ。このような姿勢を続けていると、次第に首が前傾し、骨盤が後ろにかたむいて、猫背になっていく。

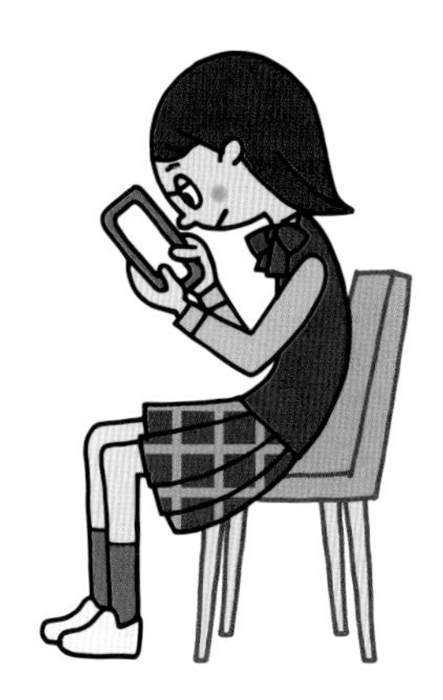

■理想的な姿勢

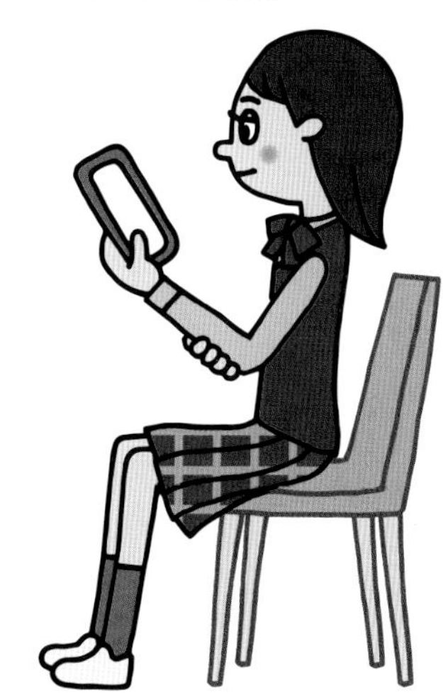

背もたれにもたれず、スマホを目の高さに上げる。わきをしめて、スマホを持った腕をもう片方の手で支えれば、インナーマッスルを適度に刺激する正しい姿勢になる。

スマホ猫背解消！　おすすめエクササイズ

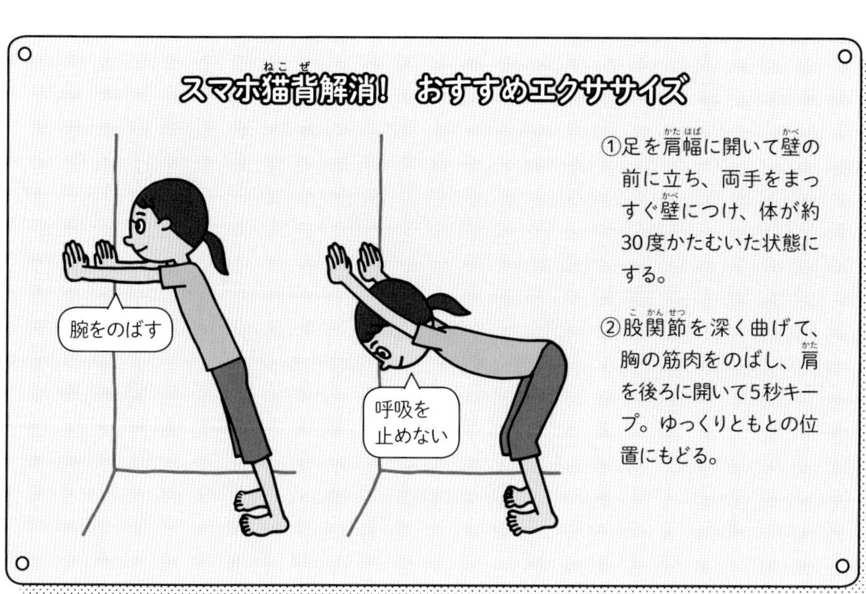

①足を肩幅に開いて壁の前に立ち、両手をまっすぐ壁につけ、体が約30度かたむいた状態にする。

②股関節を深く曲げて、胸の筋肉をのばし、肩を後ろに開いて5秒キープ。ゆっくりともとの位置にもどる。

「筋トレ＝マッチョ」ではない

中学生が筋トレをしても、ムキムキになるのはまず無理。
成長度合いに適したトレーニングで体の土台づくりを。

　中学生のなかには、筋トレをすればマッチョになれる、あるいは運動能力が上がると信じて、筋トレにはげんでいる人もいるでしょう。逆にマッチョになったら困るから絶対に筋トレなんかしないと思っている人もいるかもしれません。しかし、そうした思いこみは、あまり正しくありません。

　まずはマッチョを目指すキミへ。残念ながら中学時代は、いくらきたえても筋肉がムキムキになる時期ではありません。筋肉がつき始めるのは、成長スパートが終わったころから。ハードな筋トレに応えて、筋肉が目に見えて増えてくるのは、だいたい高校生になってから、あるいはそれ以降なのです。

　もちろん、中学生が筋トレをすることは、むだというわけではなく、体の土台づくりという意味があります。ただし、その場合、ダンベルやバーベルなどの道具を使う筋トレではなく、体幹をきたえる自重トレーニングがおすすめです。

　スポーツのための体づくりをしたい人も同様です。中学生の運動器は未完成。必要以上の負荷をかけることで、正常な成長をさまたげたり、故障につながったりするおそれもあります。

　また、筋トレは、たしかに体力や運動能力を向上させますが、スポーツのパフォーマンスを上げるには、筋肉をきたえるだけでは不十分。それぞれのスポーツの技術をしっかり習得し、体の使い方を身につけることがとても大切です。翌日につかれが残るほど筋トレをして、部活動に支障が出てしまっては、本末転倒(ほんまつてんとう)です。

　そして、筋肉をつけたくないキミへ。筋トレをしても、中学生がムキムキになる心配は全くありません。スリムなボディにあこがれているなら、むしろ筋トレはおすすめ。食事を減らすダイエットよりも、筋トレのほうがメリットも多く効果的です。あまいパンやおかしなどの間食はひかえ、バランスのよい食事をとりながら、適度な筋トレをするとよいでしょう。

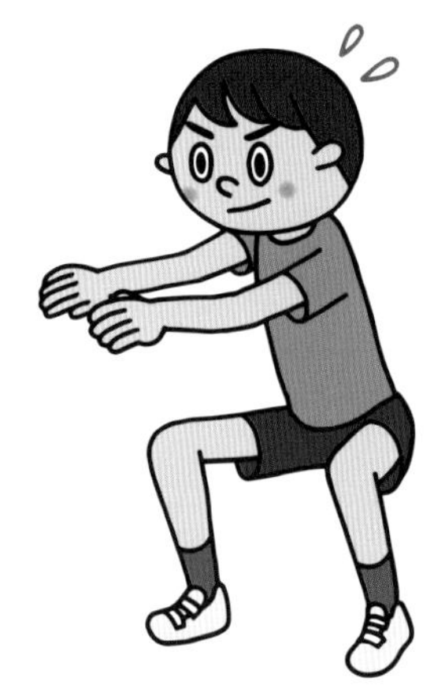

PART 5 運動器と未来

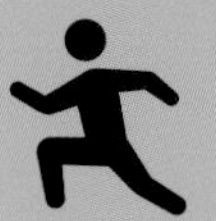

近年の医学や工学の進歩はめざましい。
運動器とそれをとり巻く技術はどんな進化をとげ、
そしてこの先、どんなふうに変わっていくのだろうか。

PART 5

運動器と未来

サイボーグ化でスポーツ万能!?

日々、部活や自主トレを
がんばっているけど……
ときどき、ふと思う。
シャキーン！
ゴギーン！
ガキーン！
もし、将来、体全部を
サイボーグ化できたら……

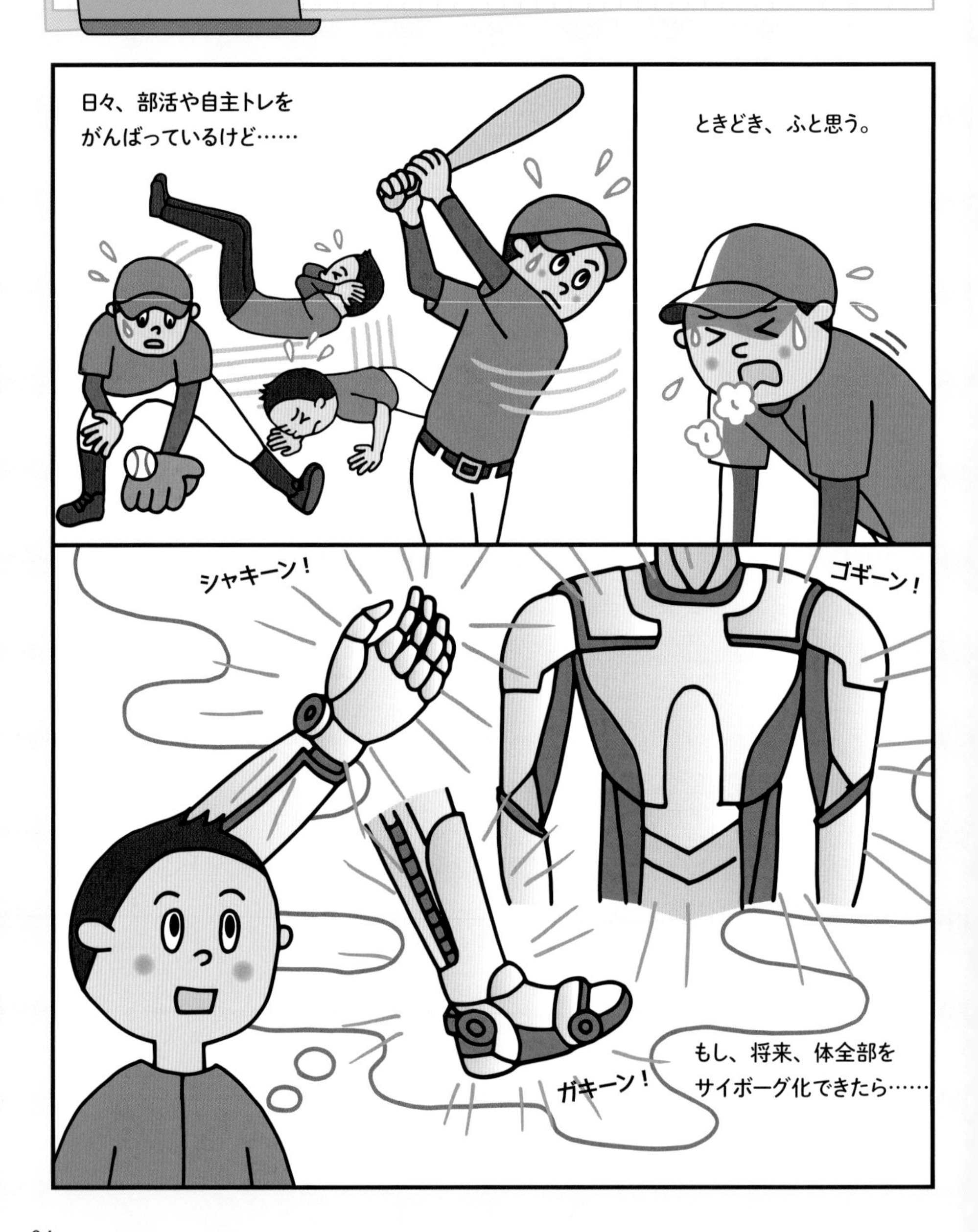

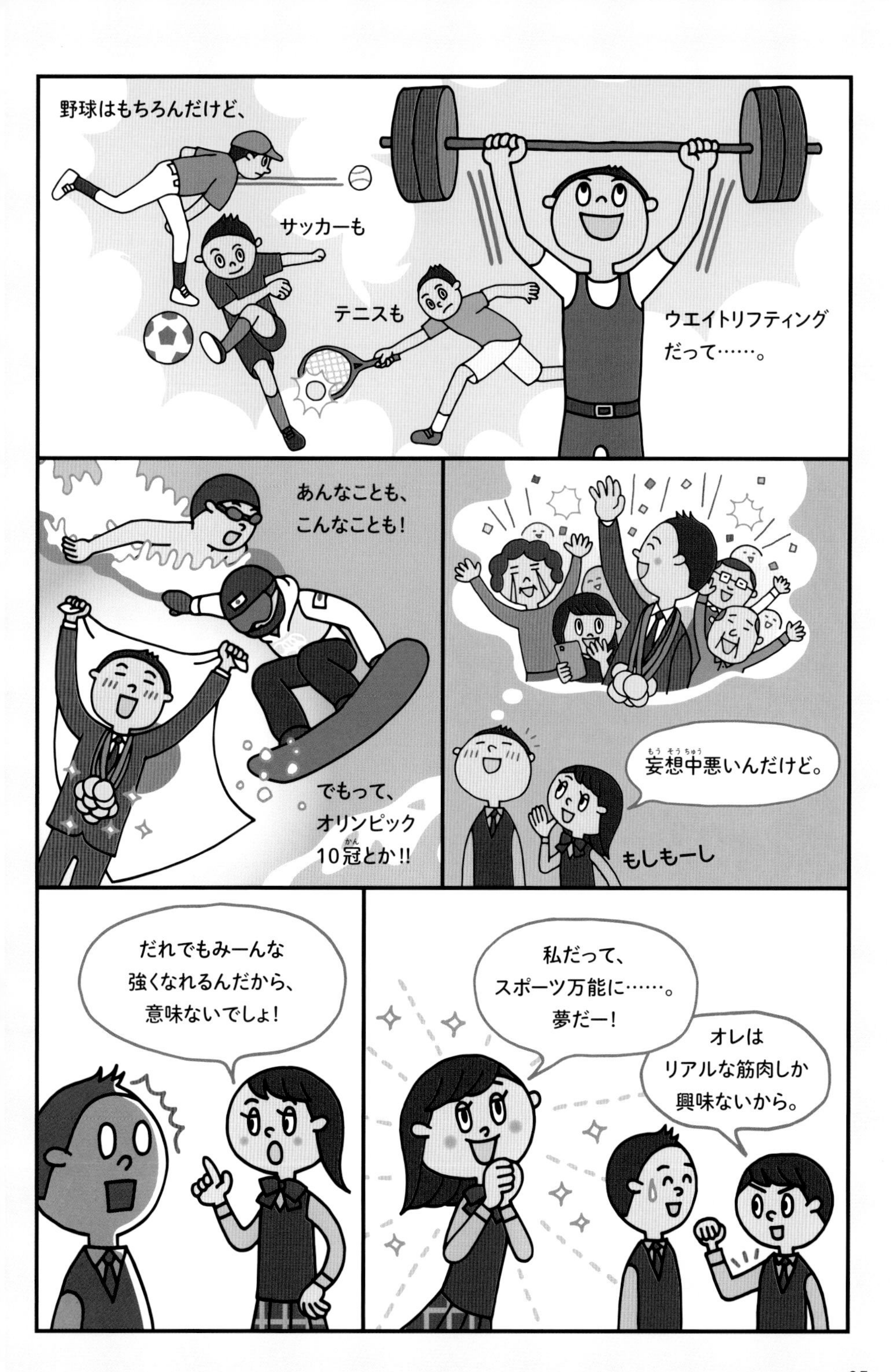
野球はもちろんだけど、
サッカーも
テニスも
ウエイトリフティング
だって……。
あんなことも、
こんなことも！
でもって、
オリンピック
10冠とか!!
妄想中悪いんだけど。
もしもーし
だれでもみーんな
強くなれるんだから、
意味ないでしょ！
私だって、
スポーツ万能に……。
夢だー！
オレは
リアルな筋肉しか
興味ないから。

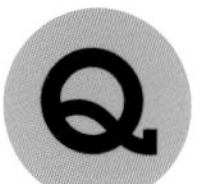

損傷した骨や関節って、人工的なものにとりかえられないの？

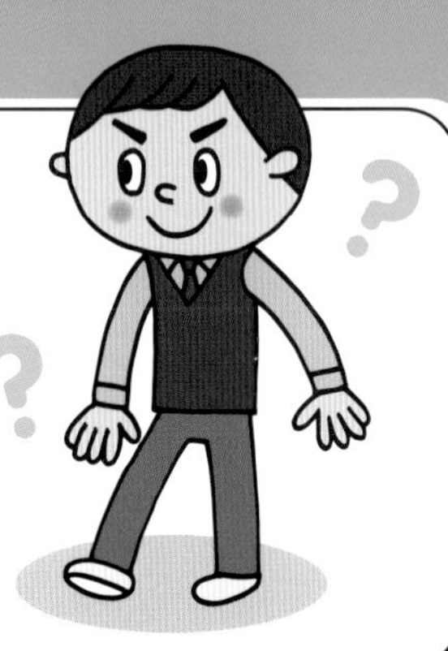

Ⓐとりかえられる。技術も着々と進歩！

ケガや病気で損傷したり、年をとって変形したりした骨や関節を、金属やセラミック、ポリエチレンなどの素材でできたパーツに置きかえる手術は、すでに行われている。損傷した部分に、**人工骨**や**人工関節**をうめこむのだ。

医療用3Dプリンターの登場で、患者さん一人ひとりの骨のモデルをつくることもできるようになったため、関節の状態を細かく確認したり、手術のシミュレーションをしたりして、より体にフィットさせることが可能になっている。

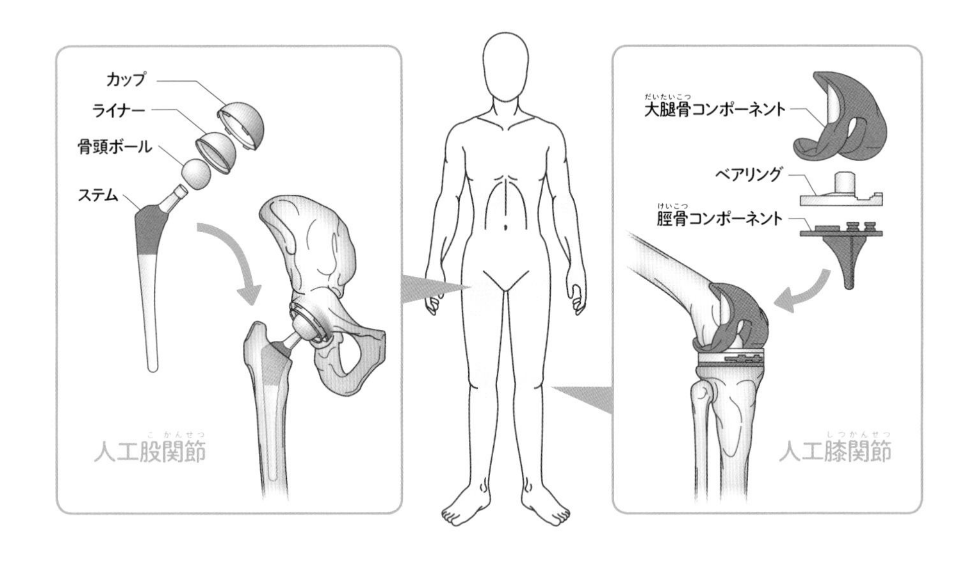

靭帯や腱、軟骨にも、人工のものがある

靭帯や腱の損傷は、おもにギプスで固定する保存療法が行われている。しかし、完全に断裂してしまった場合には、移植・再建する手術が行われる。その材料としては、自分の体のほかの部位から切りとった靭帯や腱だけでなく、**人工靭帯**や**人工腱**が使われることもある。

また、軟骨についても、ポリエチレンなどの素材でできた**人工軟骨**があり、人工関節への置きかえ手術の際に、いっしょに使われている。素材の開発が進み、人工関節の耐久性向上に役立っている。

靭帯や腱の再建手術では、
人工のパーツと、
自分の体からとった靭帯や腱を
組み合わせて
使うこともあるぞ。

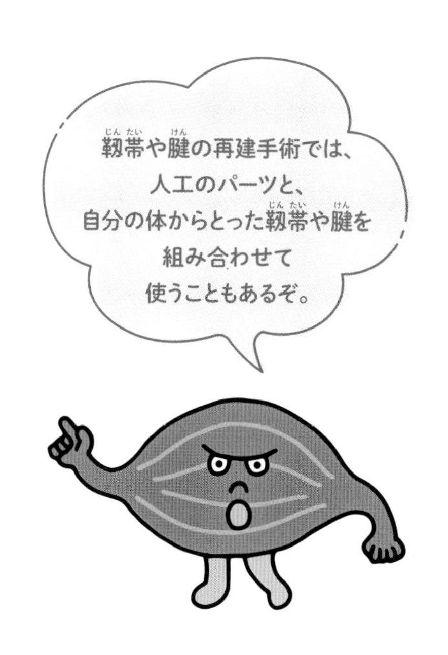

PART 5 運動器と未来

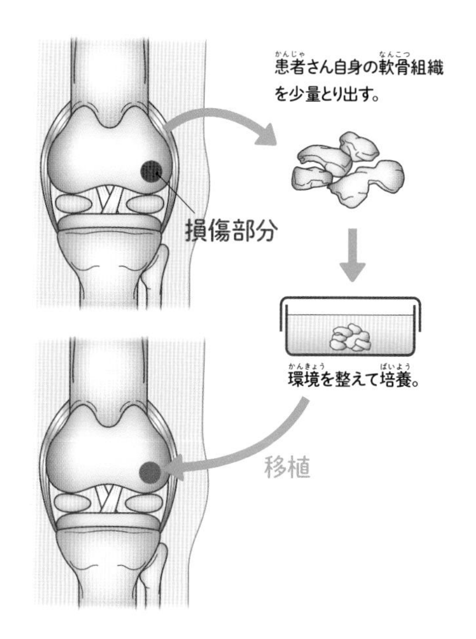

自分の体の細胞を使った再生医療に期待！

皮膚や骨とちがって、軟骨は損傷したらもとにはもどらないとされてきた。軟骨には修復のためにはたらく細胞がなく、血管が通っていないため栄養も届かないからだ。

しかし、軟骨細胞そのものには、増殖する能力がある。そこで、患者さん自身の軟骨組織をとり出して培養し、それを移植するという**再生医療**がすでに実用化されている。

再生医療の研究は、そのほかの方法についても進められている。今後の発展がおおいに期待される分野だ。

Q パラスポーツの義足ってすごい！ふつうの義足とはどこがどうちがうの？

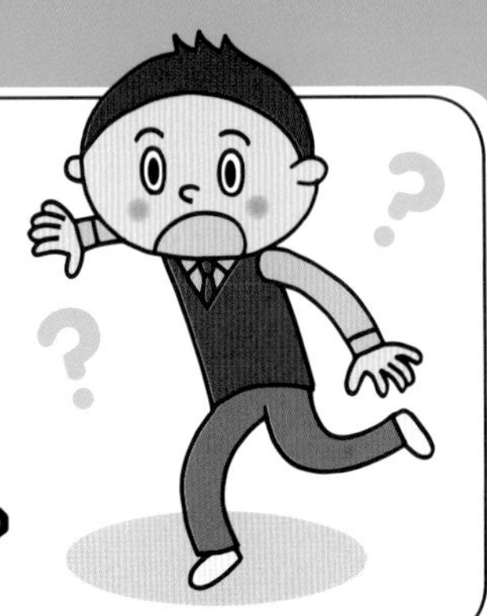

A「板バネ」と呼ばれる足部が特徴

かつて、パラスポーツの選手たちは、日常用の義足で競技を行っていたが、1984年に**競技用義足**が登場。これまでにはないなめらかな動きとスピードを実現することができた。

競技用義足の特徴は、1枚の湾曲した板でできた足部。通称「板バネ」と呼ばれるパーツだ。すねからつま先に相当する部分で、大きな反発力が地面をける力を補うとともに、衝撃を吸収するクッションの役割も果たす。

今では、走るだけでなく、とぶ、泳ぐ、すべるなど、さまざまなスポーツに特化した義足がつくられている。

ソケット
断端（切断や欠損のあとに残っている部分）を入れるところ。

ひざ継手
膝関節の役割を果たす部分。スポーツ用は、より大きな負荷にたえられるようにじょうぶにつくられている。

足部（板バネ）
弾力のあるカーボン素材でできている。体重をかけてふみこむと、反発力で地面をけることができる。

ソール
すべり止め。スパイクをつけることもできる。

（画像提供：オットーボック・ジャパン株式会社）

日常用の義足もさまざま

義足は、断端(切断や欠損のあとに残っている部分)を入れるところと、関節や足のパーツから成る。使う人の欠損部位の状態や生活スタイルなどに合わせて、必要なパーツを組み立ててつくるのだ。

日常用の義足は、もちろん靴をはくことができ、皮膚と同色のカバーをつければミニスカートやショートパンツをはくこともできる。豊富な色やデザインを、ファッションとして楽しむ人もいる。

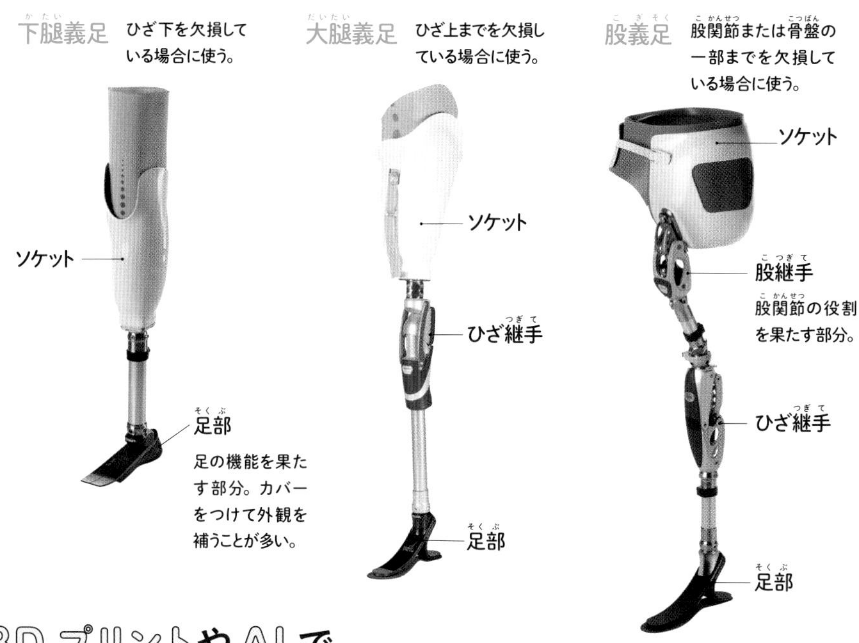

3Dプリントや AI で将来はもっと手軽に

進化した義足は、足を失った多くの人の生活の質を向上させている。しかし、義足は一人ひとりに合わせたオーダーメイドであるため、とても高価だ。より多くの人が手軽に利用できるようにするため、3Dプリンターを活用した義足づくりや、AI技術によってより簡単に調整できる義足の研究も進んでいる。

一人ひとりの体に
フィットする義足をつくるのは、
義肢装具士という
国家資格をもつ
専門職だよ。

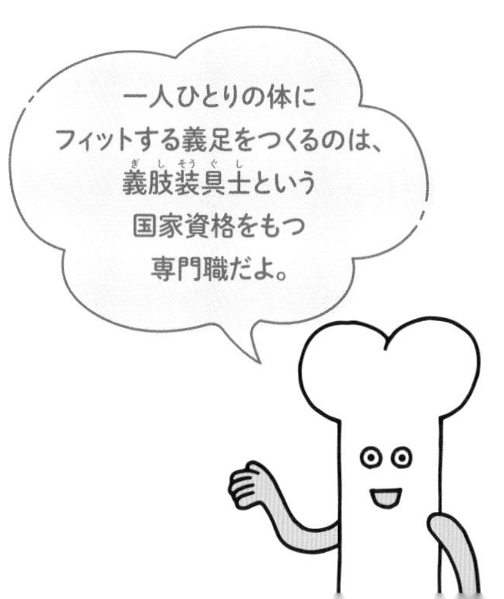

手を失った人も思い通りに動かせる進化した義手はあるの？

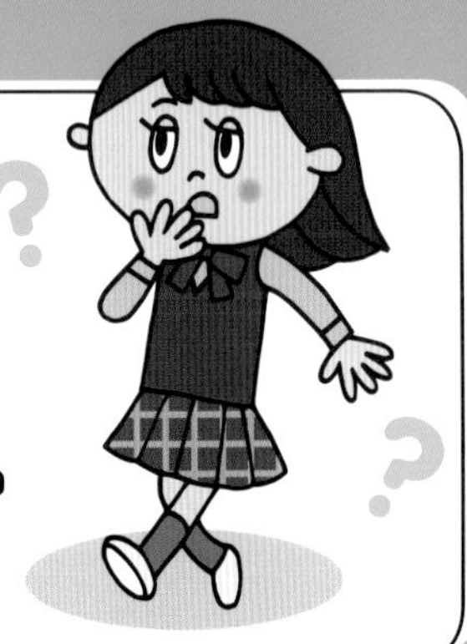

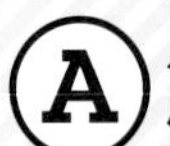

筋電義手の進歩がめざましい！

義手には、見た目を復元することを目的に使う**装飾義手**、肩など体の動きによって操作する**能動義手**、そして、**筋電義手**といった種類がある。

筋電義手は、手を動かそうとするときに脳が発する微弱な電流（**筋電**）をキャッチし、それを義手を動かすスイッチとして利用するものだ。動きの種類や握力を自由に調節できるものもある。

筋電信号のパターンは、「にぎる」「開く」などの動作ごとに、また個人によってもさまざまだ。そこで、そのパターンをAIに学習させ、簡単に動かせる筋電義手が開発された。短期間の訓練で使用でき、従来のものより価格も安いため、今後、広く使われることが期待される。

■AIを利用した筋電義手のしくみ

①「にぎる」「開く」といった動作ごとの筋電信号のパターンを、義手に組みこまれたAIに学習させておく。

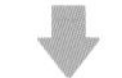

②実際に動作をしようとすると、脳から指令が出て、筋肉に筋電信号が伝わる。

③義手のセンサーが筋電信号を感知。AIがパターンを分析し、義手がそれに合った動作をする。

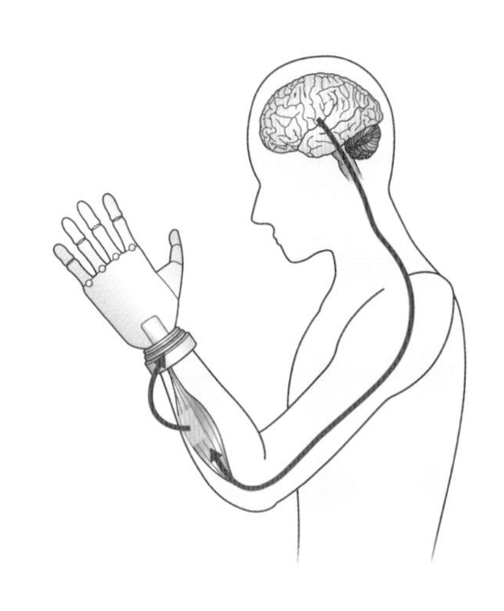

筋電義手は普及率の低さが課題

じつは日本では、義足と比べて義手はあまり使われていない。使われている義手の種類も、見た目を補うだけで機能はほとんどない装飾義手が大半をしめていて、筋電義手は非常に少ない。

これには、筋電義手を使うには特別な訓練が必要であることに加え、経済的な理由もある。義手や義足をつくる際は、審査をクリアすれば金銭面で公的な補助を受けることができるのだが、筋電義手はこの審査のハードルが高いのだ。筋電義手は非常に高価なので、補助なしでは使用者の負担がとても大きい。

日本で使われる義手の大半をしめるのが、見た目を再現する装飾義手。技術の進歩によって、よりリアルなものがつくられるようになっている。

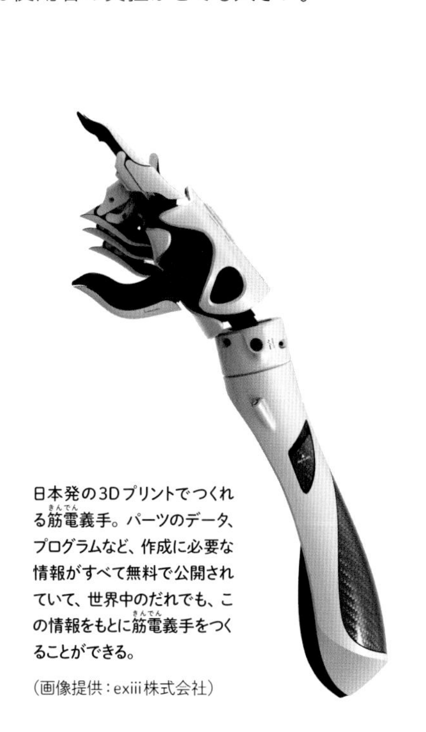

日本発の3Dプリントでつくれる筋電義手。パーツのデータ、プログラムなど、作成に必要な情報がすべて無料で公開されていて、世界中のだれでも、この情報をもとに筋電義手をつくることができる。

（画像提供：exiii株式会社）

3Dプリントの技術も活躍中！

価格の高さという課題をクリアできるのが、**3Dプリントでつくれる筋電義手**だ。海外でも日本でも開発が進み、パーツのデータや組み立て方など、すべての情報が無料でダウンロードできる時代となっている。これまでの筋電義手が少なくとも100万円以上かかるとされていたのに対して、3Dプリントでつくる筋電義手なら、数万円という低価格で作成することも可能だという。

90ページで紹介した、AIを利用した筋電義手も、3Dプリント技術の活用によって軽さと安さを実現している。

さくいん index

さ

た

な

は

ま

ら

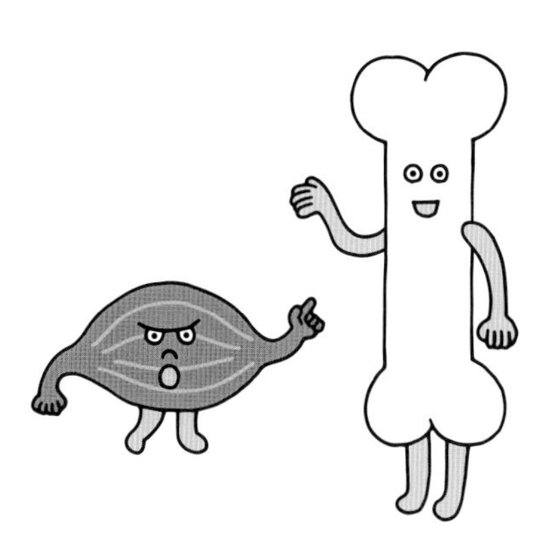

監修／今井 一博

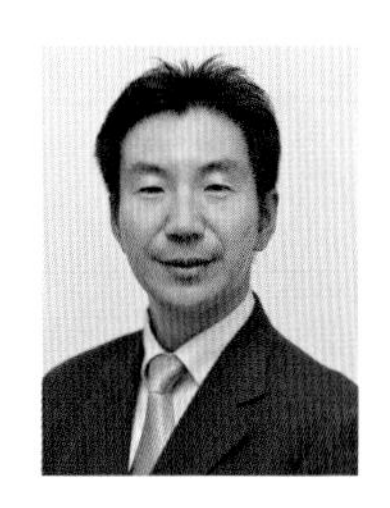

東京大学大学院総合文化研究科生命環境科学系准教授。医学博士。専門分野は整形外科学、スポーツ医学。整形外科専門医、日本スポーツ協会公認スポーツドクター、IOC Diploma in Sports Medicine。日本オリンピック委員会 強化スタッフ（医・科学スタッフ）。スポーツや身体運動に伴うケガ・故障の病態と原因を探り出し、治療および再発予防のサポートを行っている。また、スポーツや身体活動が健康におよぼす影響を調査し、運動器の育成とメンテナンスについて教育を行っている。

編著／WILL こども知育研究所

子ども向けの知育教材・書籍の企画・開発・編集を行う。2002年よりアフガニスタン難民の教育支援活動に参加、2011年3月11日の東日本大震災後は、被災保育所の支援活動を継続的に行っている。主な編著に『医療・福祉の仕事 見る知るシリーズ』、『暮らしを支える仕事 見る知るシリーズ』、『?（ギモン）を！（かいけつ）くすりの教室』全3巻（いずれも保育社）、など。

からだのキセキ・のびのび探究シリーズ
悩み・育つ 運動器 骨＆筋肉

2020年4月1日発行　第1版第1刷

監　修　今井 一博
編　著　WILL こども知育研究所
発行者　長谷川 素美
発行所　株式会社保育社
〒532-0003
大阪市淀川区宮原3－4－30
ニッセイ新大阪ビル16F
TEL 06-6398-5151
FAX 06-6398-5157
https://www.hoikusha.co.jp/
企画制作　株式会社メディカ出版
TEL 06-6398-5048（編集）
https://www.medica.co.jp/
編集担当　小牧明子／白土あすか
編集協力　橋本明美／清水理絵
装　幀　大藪胤美（フレーズ）
本文イラスト　島内美和子／吉野浩明
印刷・製本　株式会社シナノ パブリッシング プレス

ISBN978-4-586-08618-4　Printed and bound in Japan

乱丁・落丁がありましたら、お取り替えいたします。